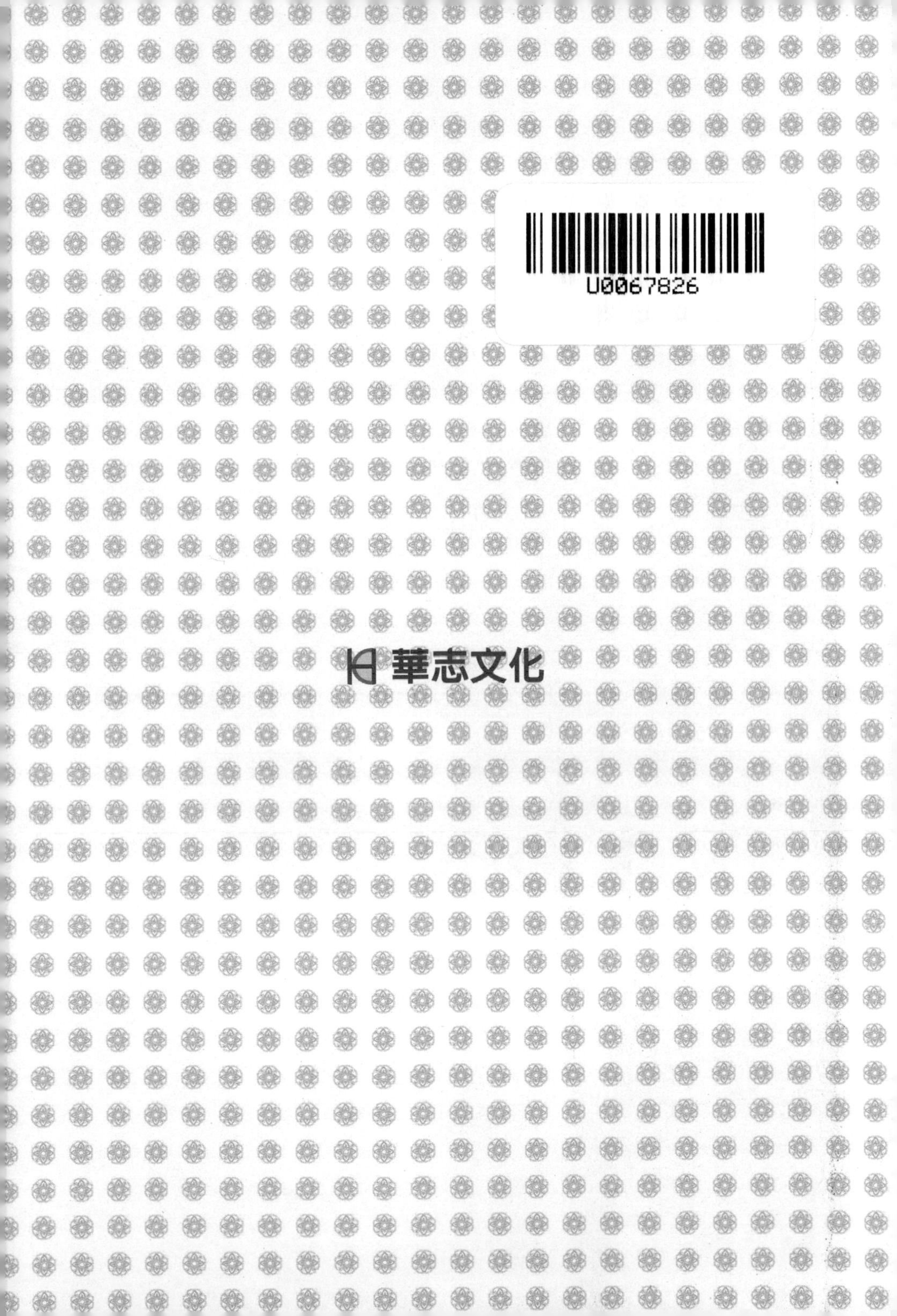
U0067826
華志文化

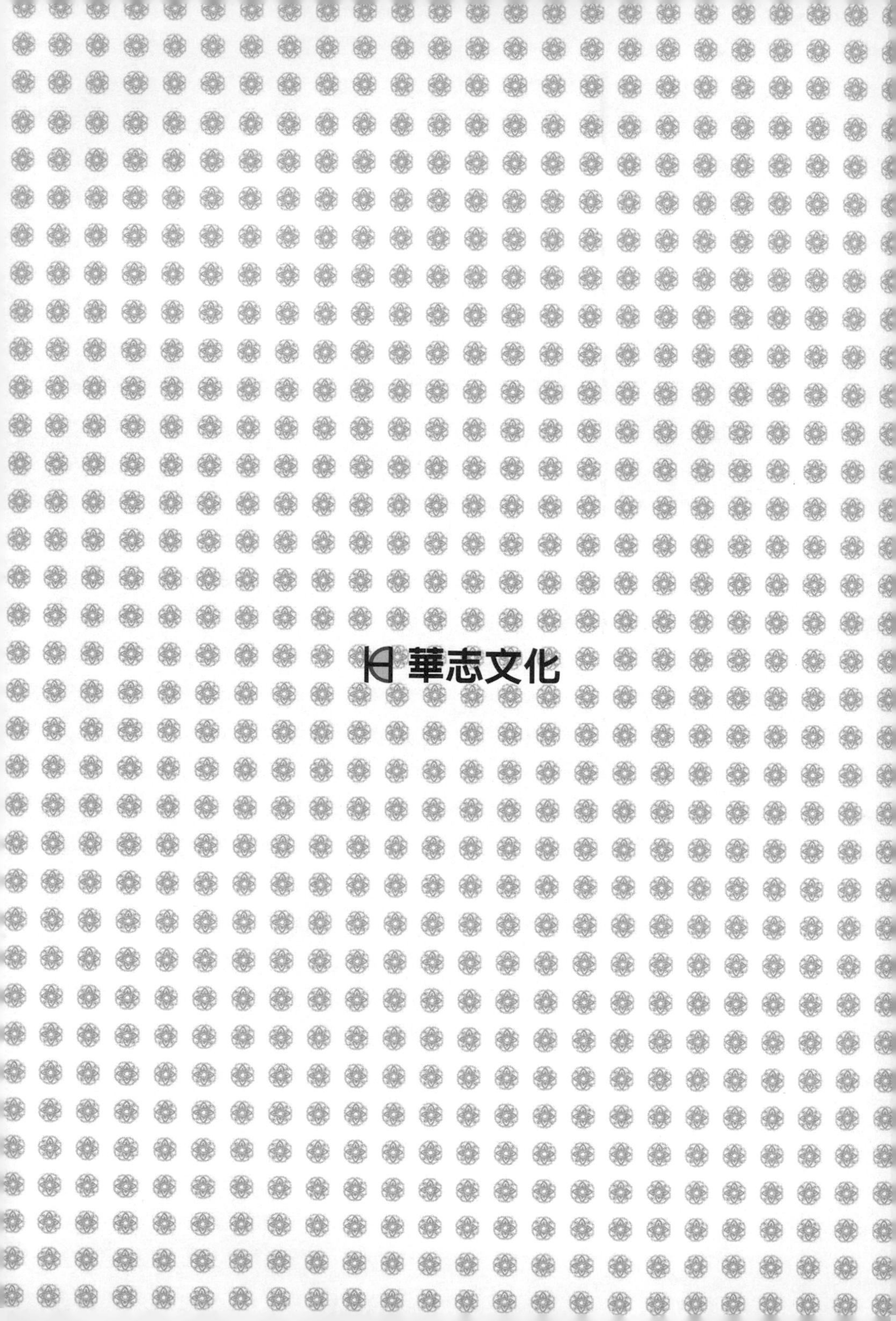
華志文化

圖說版

# 人體63個特效止痛穴位

## 簡單按摩也可以治病

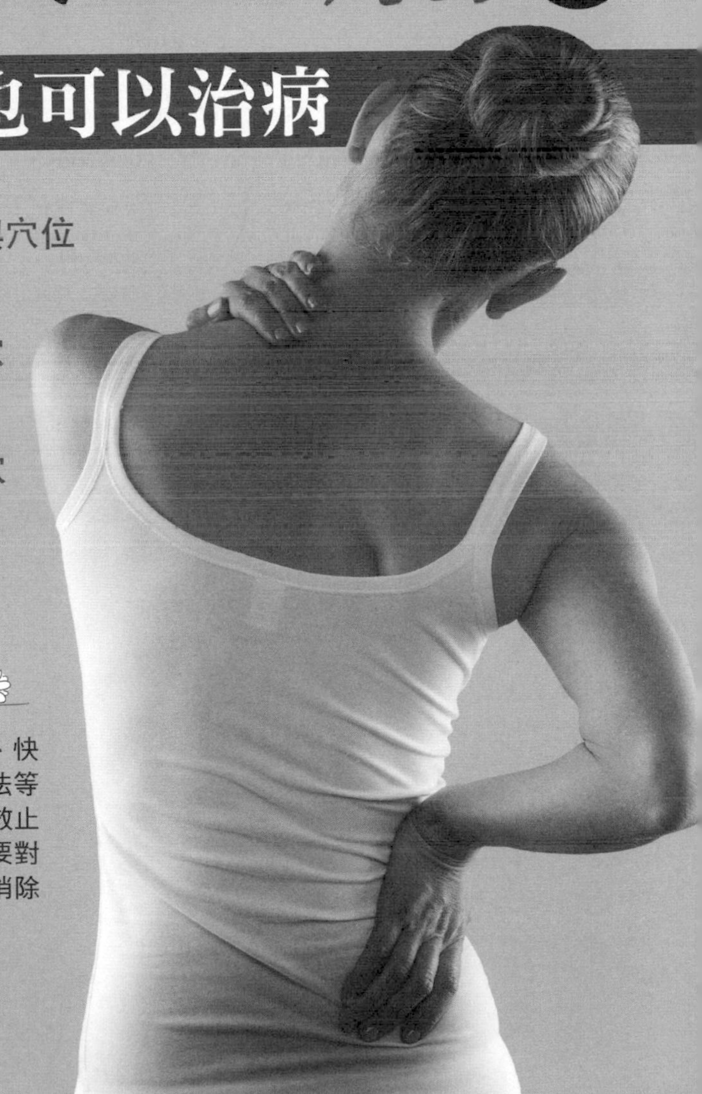

- 神秘而神奇的經絡與穴位
- 頭面部止痛特效穴
- 頸肩臂部止痛特效穴
- 胸腹部止痛特效穴
- 腰背腿部止痛特效穴

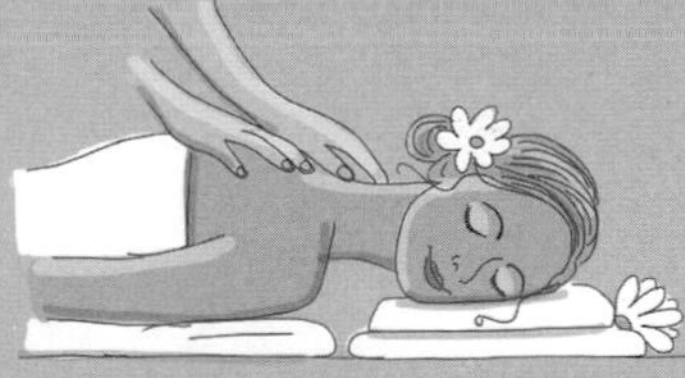

本書從穴名釋義、標準定位、快速取穴、主治功效、操作方法等方面詳細介紹了人體63個特效止痛穴位。在日常生活中，只要對症地透過指壓按摩，就可以消除或緩解疼痛。

李春深醫師◎編著

# 前言
# 指壓按摩就能消除或緩解疼痛

中醫把人看做一個整體，經絡內屬臟腑，外絡肢節，溝通於臟腑與體表之間，將人體臟腑、組織器官連結成一個有機的整體，並藉以行氣血、營陰陽，使人體各部分的功能可以保持協調和相對平衡。

經絡在人體裡縱橫交錯、貫穿上下、溝通內外，是人體功能的調控系統。而特效穴位遍佈全身，與人體的臟腑器官相聯繫，對身體的健康產生重要的作用。瞭解特效穴位和經絡的保健知識，是預防和治療疾病，永保身體健康的寶典。

穴位是有中國特色的醫學理論之一，是古人在長期的生活實踐中發現、總結出來的，是古人饋贈給我們的珍貴的健康遺產。它傳承千年，但並不高深莫測，我們每個人都可以用穴位來為自己診病治病，養生保健。

彙集了所有日常病症的穴位治療方法，收集了眾多穴位的健康功效，讓你最快速準確地找到穴位，花最少的錢、輕鬆解決健康問題，打造最健康的身體。為了幫助讀者更好地掌握穴位療法。

疼痛是我們生活中最常遇到的症狀，有的與疾病有關，有的與亞健康有關，除了吃藥止痛，還有別的辦法嗎？當然有，中醫認為，人體很多穴位都連通身體各個器官，因此，找到身體的止痛穴位，指壓按摩就能消除或緩解疼痛。

本書從穴名釋義、標準定位、快速取穴、主治功效、操作方法等方面，詳細介紹了人體63個特效止痛穴位。在日常生活中，只要對症地透過指壓按摩，就可以消除或緩解疼痛。

全書運用大量的人體圖示，穴位位置一目了然，按摩步驟流程清晰，可以說，真正集指導性、實用性、收藏性於一身，是居家常備的健康養生手冊。

特別提示：本書內容適用於常見小病和慢性病的輔助治療，對於重大疾病患者，應及時接受專業醫師的診治。

# 目錄 CONTENTS

## 第一章　神秘而神奇的經絡與穴位



## 第二章　頭面部止痛特效穴

## 第三章　頸肩臂部止痛特效穴



## 第四章　胸腹部止痛特效穴

# 第一章　神秘而神奇的經絡與穴位

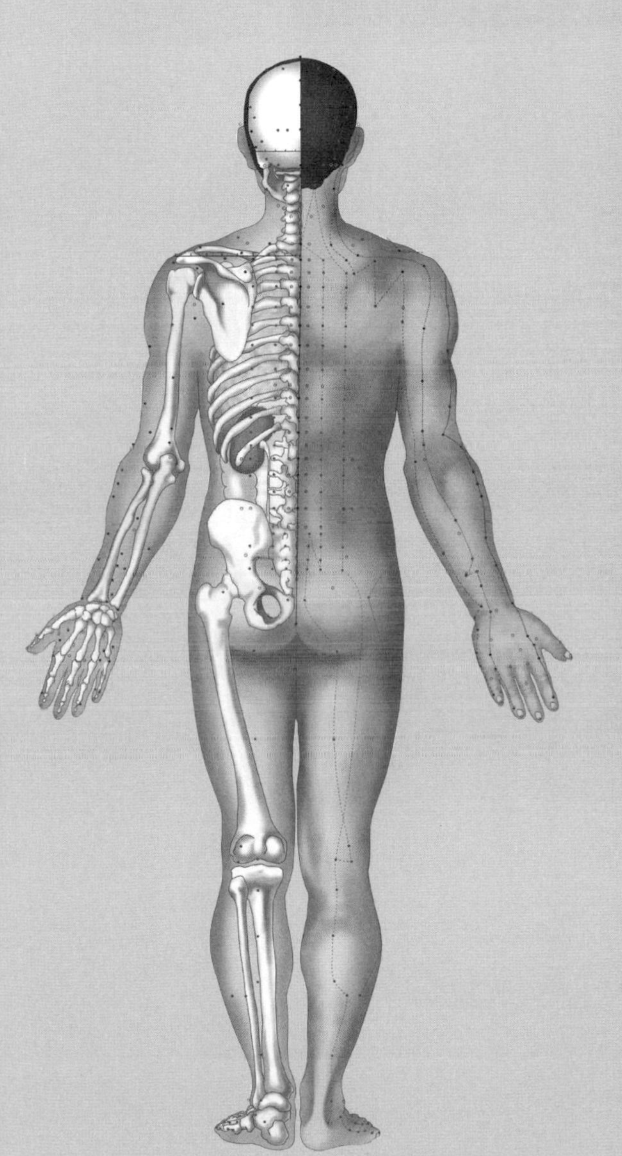

人體上有縱行的經脈和走行其間有著聯絡作用的絡脈，經脈與絡脈相互交織，網路人體，共同構成了人體的經絡系統。經絡系統是人體中一個無形的調度、控制系統，在人們不知不覺之間，控制和決定著人體的健康。人體的穴位分佈於人體的各個部位，其間運行的是氣血津液，發揮滋養人體臟腑、肌肉、骨骼、筋脈等作用。

# ▶經絡——密佈全身的血氣之網

## 經絡的概念

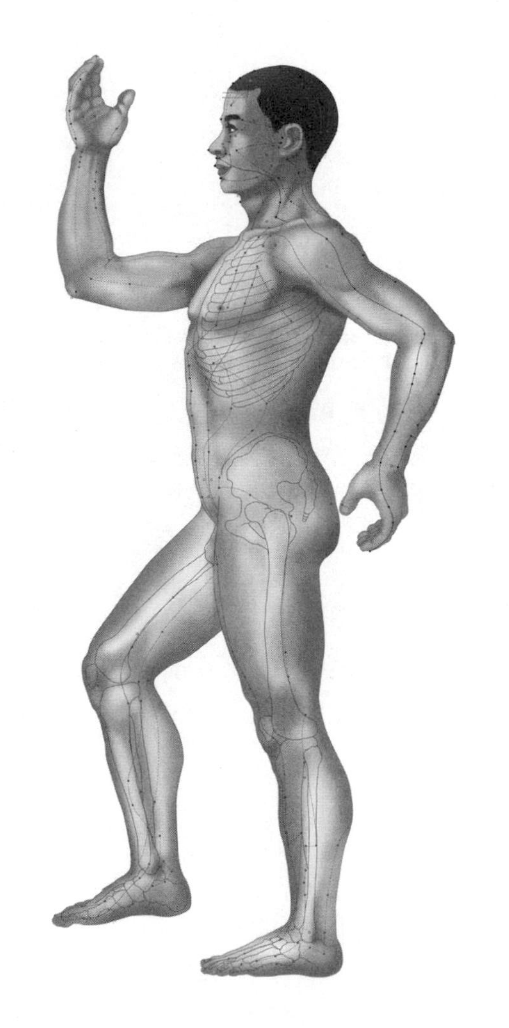

經絡是人體運行氣血、聯絡臟腑、溝通上下內外的通道，是人體功能的調控系統。經絡把人體所有的五臟六腑、四肢百骸、五官九竅、皮肉筋脈等聯結成一個統一的有機整體，使人體內的功能活動保持相對的協調和平衡。經絡是經脈和絡脈的總稱。經，有路徑的意思，是經絡系統的主幹，大多循行於深部，有一定的循行路徑。絡，有網路的意思，是經脈的分支，縱橫交錯，大多循行於較淺的部位。

經絡學說是研究人體經絡系統的生理功能、病理變化及其與臟腑相互關係的學說。它是針灸、推拿、氣功等學科的理論基礎，是中醫學的重要組成部分。

## 經絡系統的組成

經絡系統，包括十二經脈、奇經八脈、十二經別、十二經筋、十二皮部和十五絡脈等，在內連屬於臟腑，在外連屬於筋肉、肢節和皮膚。經脈分為正經和奇經兩類，絡脈有別絡、浮絡和孫絡之分。

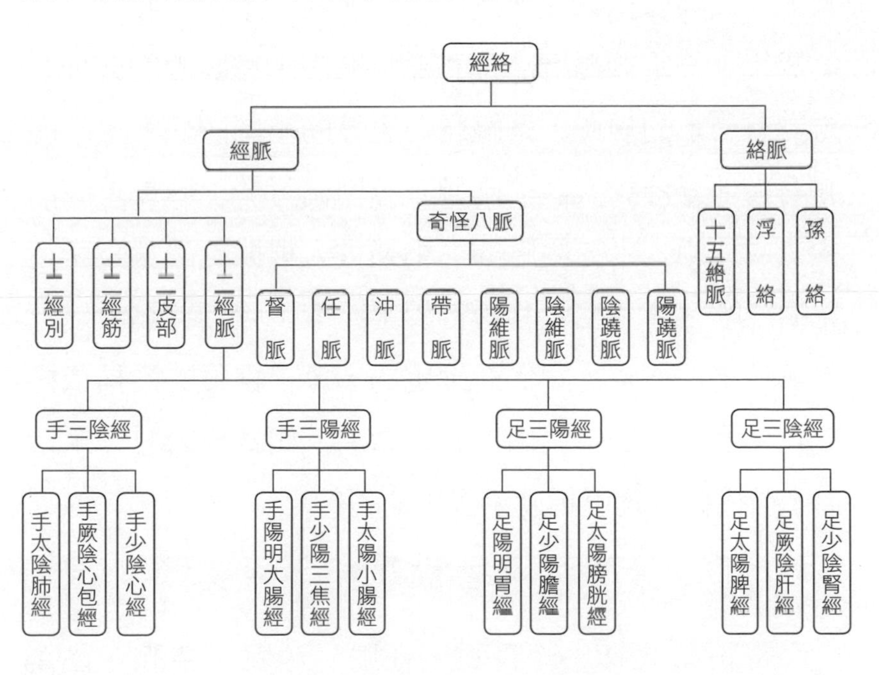

## 1. 十二經脈

十二經脈是指十二臟腑所屬的經脈，是經絡系統的主體，故又稱為「正經」。十二經脈分為手三陽經、手三陰經、足三陽經和足三陰經，其名稱分別為手陽明大腸經、手太陽小腸經、手少陽三焦經、手太陰肺經、手厥陰心包經、手少陰心經、足陽明胃經、足太陽膀胱經、足少陽膽經、足太陰脾經、足少陰腎經、足厥陰肝經。十二經脈是氣血運行的主要通道。十二經脈有一定的起止、一定的循行部位和交接順序，在肢體的分佈和走向有一定的規律，同臟腑有直接的絡屬關係。十二經脈對稱地分佈於人體的兩側，分別循行於上肢或下肢的內側或外側。十二經脈的名稱是古人根據陰陽消長所衍化的三陰三陽，結合其循行於上肢或下肢的特點，以及其與臟腑相絡屬的關係而確定的。每一經脈的名稱依據手足、陰陽、臟腑三個方面來命名。如隸屬於心，循行於上肢內側的經脈稱為手少陰心經。

## 2. 奇經八脈

奇經有八條，即督脈、任脈、沖脈、帶脈、陰蹺脈、陽蹺脈、陰維脈、陽維脈，合稱「奇經八脈」，有統率、聯絡和調節十二經脈的作用。奇經八脈，是十二正經之外的八條經脈，因其與臟腑沒有直接的相互絡屬，相互之間也沒有表裡關係，故稱「奇經」。奇經八脈中的督脈和任脈，都有固定的穴位，與十二經脈一起合稱為「十四經」，是經絡系統的主要部分。

## 3. 十二經別

十二經別是從十二經脈別出的經脈，具有加強十二經脈中相為表裡的兩經之間在體內的聯繫，並通達某些正經未循行到的器官和形體部位，以補正經之不足。十二經別和十二正經有關，從某經別出的，就稱為某經經別。如從足陽明胃經別出者，則稱為足陽明經別。

## 4. 十二經筋

十二經筋是十二經脈之氣結、聚、散、絡於筋肉、關節的體系，是附屬於十二經脈的筋肉系統。經筋有約束骨骼、主司關節屈伸運動的作用，其命名依十二經脈而定，如手陽明經筋、足太陰經筋等。

## 5. 十二皮部

十二皮部是十二經脈的功能活動反映於體表的部

位。十二皮部的分佈區域是以十二經脈在體表的分佈範圍來劃分的，是居於人體最外層的衛外屏障。其命名依十二經脈而定，如手陽明皮部、足太陰皮部等。

## 6. 十五絡脈

絡脈有別絡、浮絡和孫絡之分。浮絡是浮現於體表的絡脈，孫絡是最細小的絡脈，兩者難以計數，遍佈全身。別絡是較大的和主要的絡脈，共 15 條，其中十二經脈與督脈、任脈各有一條別絡，再加上脾之大絡，合為「十五別絡」。十二正經的絡脈從本經發出，走向相表裡的經脈，即陰經的絡脈走向陽經，陽經的絡脈走向陰經。脾之大絡散佈胸脅，任脈的絡脈散佈腹部，督脈的絡脈聯絡足太陽經。別絡的主要功能是加強表裡的兩條經脈之間在體表的聯繫。「別」，有本經別走他經之意。別絡以從經脈別出處的絡穴名稱來命名。手太陰之別絡，名曰「列缺」；手少陰之別絡，名曰「通里」；手厥陰之別絡，名曰「內關」；手太陽之別絡，名曰「支正」；手陽明之別絡，名曰「偏曆」；手少陽之別絡，名曰「外關」；足太陽之別絡，名曰「飛揚」；足少陽之別絡，名曰「光明」；足陽明之別絡，名曰「豐隆」；足太陰之別絡，名曰「公孫」；足少陰之別絡，名曰「大鐘」；足厥陰之別絡，名曰「蠡溝」；任脈之別絡，名曰「鳩尾」（尾翳）；督脈之別絡，名曰「長強」。另有一支脾之大絡，名曰「大包」。

## 經絡的作用

人體的五臟六腑、四肢百骸、五官九竅、皮肉筋脈等組織器官，之所以能保持協調和統一，完成正常的生理活動，是依靠經絡「內屬於臟腑，外絡於支節」的作用實現的，即經絡將人體聯繫成了一個整體。經絡還能將氣血供應到各個臟腑組織器官，使各個功能部位共同維持一個健康的人體。當致病物質入侵人體時，先侵犯皮毛，進而是孫絡，然後是絡脈、經脈，最後為五臟，這些致病源要經過道道關口才能進入人體內部，經絡就是透過這種方式發揮保護人體作用的。經絡是人體的一個快速、高效的「運營網路」，包括了血液、神經傳導和各種體液的運輸傳導。只有它暢通無阻，才能保證各組織和器官的正常、協調運作。

# ▶穴位——呵護健康的神奇部位

## 穴位的概念

穴位，學名腧穴，是人體經絡氣血輸注出入的特殊部位，又是疾病的反應點和治療的刺激點。它多位於筋骨、肌肉之間，與經絡相連，借助於經絡又與臟腑器官相通。一般說來，穴位不是體表上的一個點，而是有一定廣度和深度的部位，其大小、深淺主要取決於穴位處的皮膚、肌肉層的厚薄和皮下組織。

## 穴位的形成和發展

穴位的形成和發展分為三個階段。

### 1. 第一階段

遠古時代，當人體某一部位或臟器發生疾病時，人們在病痛局部砭刺、叩擊、按摩、火灸，發現可減輕或消除病痛，這就是中醫理論說的「以痛為輸」。這種「以痛為輸」所認識的穴位，是認識穴位的第一階段，即無定位、無定名階段。

### 2. 第二階段

其後，當人們對體表施術部位及其治療作用的瞭解逐步深入，積累了較多的經驗時，發現有些穴位有確定的位置和主治的病症，並給予位置的描述和命名，這是穴位發展的第二階段，即定位、定名階段。

### 3. 第三階段

隨著人們對經絡以及穴位主治作用認識的不斷深入，古代醫家對穴位的主治作用進行了歸類，並與經絡相聯繫，說明穴位不是體表上的一個孤立的點，而是與經絡臟腑相通的。透過不斷總結、分析歸納，逐步將穴位分別歸屬各經。這是穴位發展的第三階段，即定位、定名、歸經階段。

《黃帝內經》論及穴名約 160 個，並有腧穴歸經的記載。晉代皇甫謐撰《針灸甲乙經》記載全身經穴名 349 個。北宋王惟一對腧穴重新進行了考證，撰寫了《銅人腧穴針灸圖經》，詳載了 354 個腧穴，並鑄造銅人兩具，銅人外刻經絡腧穴，內置臟腑。明朝楊繼洲的《針灸大成》記載經穴 359 個，並列舉了辨證選穴的範例，充實了針灸辨證施治的內容。

## 穴位的分類

人體的穴位很多，穴位之間相互聯繫，不是彼此孤立的。其作用是多方面的，不是單一的，將具有共性的穴位加以系統分類，大體上分為十四經穴、經外奇穴、阿是穴三類。

## 1. 十四經穴

十四經穴，簡稱「經穴」。即分佈在十二經脈和任、督兩脈上的穴位，共有 360 餘個穴名。其中雙穴，即左右對稱的穴位 309 對，單穴 52 個。經穴是人體最重要的穴位，具有主治本經病症的共同作用。

## 2. 經外奇穴

經外奇穴，簡稱「奇穴」。它是指既有一定的穴名，又有明確的位置，但尚未列入十四經系統的穴位。這部分穴位，歷代均有所發展，特別是近代發現較多，對某些病症具有特殊的治療作用。奇穴與經絡系統有密切的聯繫，有許多經穴都是從經外奇穴納入十四經的。

## 3. 阿是穴

阿是穴，又稱「天應穴」、「壓痛點」，即《靈樞．經筋》所說的「以痛為輸」。它既無具體名稱，又沒有固定位置，而是根據疼痛所在而定，即身體上出現的臨時壓痛點，就是穴位所在。

## 穴位的定位法

在臨床上，取穴是否準確，可直接影響治療的效果。要做到穴位定位的準確，必須掌握正確的方法。穴位的定位方法，可分為以下幾種：

### 1. 骨度分寸定位法

骨度分寸定位法是將人體的各個部位分別規定其折算長度，作為量取腧穴的標準。如前後髮際間為 12 寸；兩乳間為 8 寸；胸骨體下緣至臍中為 8 寸；臍孔至恥骨聯合上緣為 5 寸；肩胛骨內緣至背正中線為 3 寸；腋前（後）橫紋至肘橫紋為 9 寸；肘橫紋至腕橫紋為 12 寸；股骨大粗隆（大轉子）至膝中為 19 寸；膝中至外踝尖為 16 寸；脛骨內側髁下緣至內踝尖為 13 寸；外踝尖至足底為 3 寸。此法是以患者的一定部位為折寸依據，因此不論男女、老少、高矮、胖瘦的患者，均可按照這個標準測量。

### 2. 體表標誌取穴法

體表標誌取穴法是根據人體體表的各種骨性標誌和肌性標誌來取穴的方法，又稱為自然標誌取穴法。

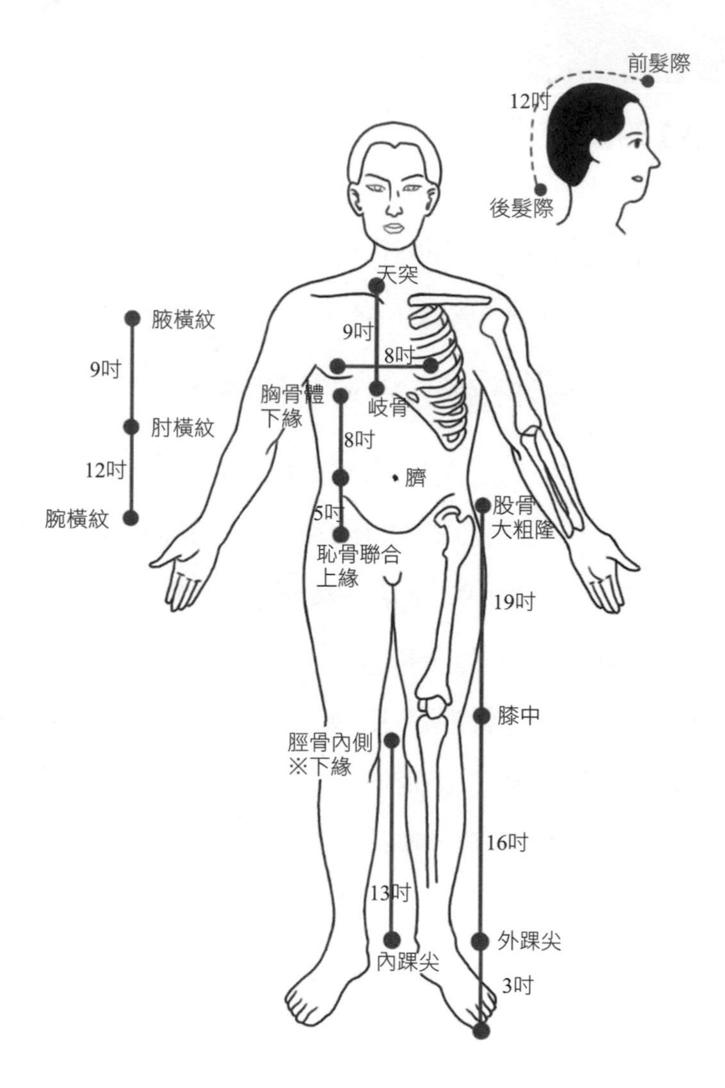


(1)頭部以五官、眉毛和髮際為標誌。如兩眉之間取印堂。

(2)背部以脊椎棘突和肩胛骨等為標誌。如肋弓下緣水平相當於第 2 腰椎，第 7 頸椎棘突下取大椎。

(3)胸腹部以乳頭、胸骨劍突和臍孔等為標誌。如劍突與臍連線中點取中脘；兩乳頭之間取膻中。

(4)四肢以關節、骨髁（踝）為標誌。如陽陵泉在腓骨小頭前下方凹陷中。

### 3. 手指比量法

因為人的手指與身體其他部分有一定的比例，故臨床上用患者的手指比量取穴。一般規定食指、中指、無名指和小指伸直併攏時，以中指中節橫紋處為標準，其四指的寬度作為 3 寸（圖 1）；食指、中指、無名指併攏，其橫寬面約為 2 寸（圖 2）；食、中兩指第二指節的總寬度為 1.5 寸（圖 3）；大拇指的寬度為 1 寸（圖 4）；以中指中節屈曲時內側兩端紋頭之間的距離作為 1 寸（圖 5）。

### 4. 簡便取穴法

臨床上常用一種簡便易行的取穴方法，如頭頂正中線與兩耳尖線交叉處取百會；兩手虎口交叉，食指端處取列缺；垂手中指端取風市等。

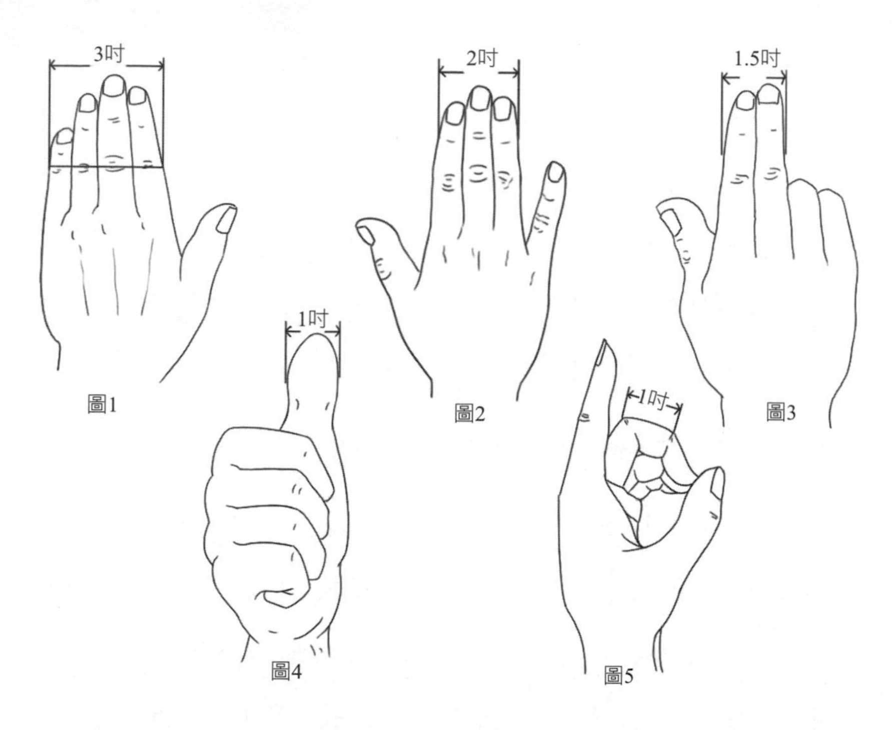


## 5. 利用特殊姿勢定位

有時需要患者處於某種特殊姿勢時所出現的標誌作為取穴的依據。如曲池在屈肘時的肘橫紋外端凹陷中；解溪在足背屈曲時足背與小腿交界處的兩筋之間；曲泉在屈膝時膝內側橫紋頭上方凹陷中。

### 穴位中的特定穴

特定穴是十四經穴中具有特殊治療作用，並以特定名稱歸類的腧穴。這些腧穴根據其不同的分佈特點、含義和治療作用，分為五輸穴、原穴、絡穴、郤穴、背俞穴、募穴、八會穴、下合穴、八脈交會穴和交會穴。特定穴在針灸學的基本理論和臨床應用方面有著重要的意義。

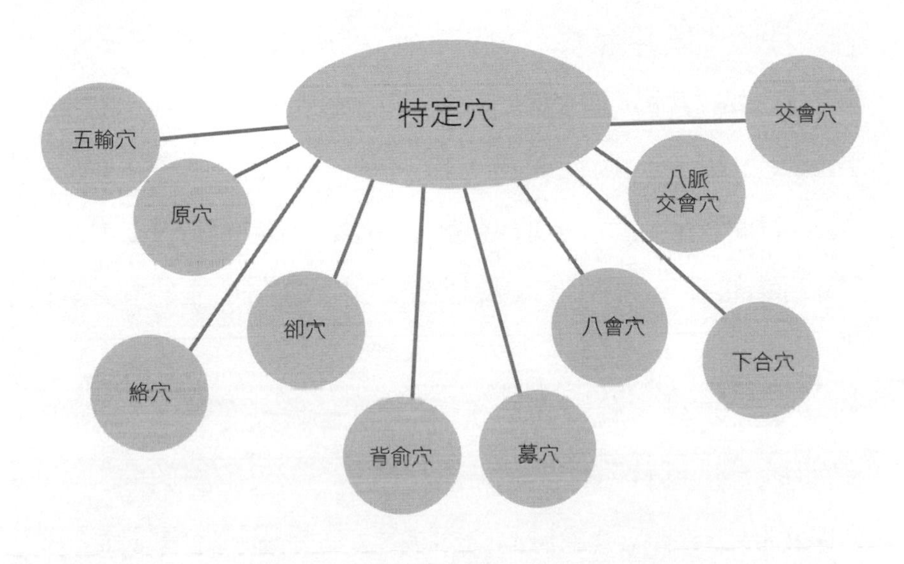


## 1. 五輸穴

五輸穴是指十二經脈分佈在肘、膝關節以下的井、滎、輸、經、合 5個重要經穴，簡稱「五輸」。每條經脈各有 5 個穴位屬於五輸穴，故人體共有五輸穴 60 個，按井、滎、輸、經、合的順序，從四肢的末端向肘、膝方向依次排列。「井」穴多位於手、足之端；

「滎」穴多位於掌指或蹠趾關節之前；「輸」穴多位於掌指、蹠趾關節之後；「經」穴多位於腕、踝關節以上；「合」穴多位於肘、膝關節附近。

(1)五輸穴不僅有經脈歸屬，而且具有自身的五行屬性，按照「陰井木」、「陽井金」的規律進行配屬。

(2)按五輸穴主病特點選穴。《靈樞・順氣一日分為四時》云：「病在藏者，取之井；病變於色者，取之滎；病時間時甚者，取之輸；病變於音者，取之經；經滿而血者，病在胃，及以飲食不節得病者，取之於合。」其後，《難經・六十八難》補充：「井主心下滿，滎主身熱，輸主體重節痛，經主喘咳寒熱，合主逆氣而泄。」近代臨床的應用情況為：井穴多用於急救，如點刺十二井穴可搶救昏迷；滎穴主要用於治療熱證，如胃火牙痛選胃經的滎穴內庭可清瀉胃火。

(3)按五行生剋關係選穴。《難經・六十九難》提出「虛者補其母，實者瀉其子」的觀點，將五輸穴配屬五行，然後按「生我者為母，我生者為子」的原則，虛證用母穴，實證用子穴。這一取穴法亦稱為「子母補瀉取穴法」。在具體運用時，分本經子母補瀉和他經子母補瀉兩種方法。

(4)按時選用。天人相應是中醫整體觀念的重要內容，經脈的氣血運行和流注也與季節和每日時辰的不同有著密切的關係。《難經・七十四難》云：「春刺井，夏刺滎，季夏刺輸，秋刺經，冬刺合。」實際上，這是根據手、足三陰經的五輸穴均以井（木）為始，與一年的季節順序相應而提出的季節選穴法。

五輸穴表

| | 井 | 滎 | 輸 | 經 | 合 |
|---|---|---|---|---|---|
| 肺經 | 少商 | 魚際 | 太淵 | 經渠 | 尺澤 |
| 大腸經 | 商陽 | 二間 | 三間 | 陽溪 | 曲池 |
| 胃經 | 厲兌 | 內庭 | 陷谷 | 解溪 | 足三里 |
| 脾經 | 隱白 | 大都 | 太白 | 商丘 | 陰陵泉 |
| 心經 | 少沖 | 少府 | 神門 | 靈道 | 少海 |
| 小腸經 | 少澤 | 前谷 | 後溪 | 陽谷 | 小海 |
| 膀胱經 | 至陰 | 通谷 | 束骨 | 崑崙 | 委中 |
| 腎經 | 湧泉 | 陰谷 | 太溪 | 復溜 | 陰谷 |
| 心包經 | 中沖 | 勞宮 | 大陵 | 間使 | 曲澤 |
| 三焦經 | 關沖 | 液門 | 中渚 | 支溝 | 天井 |
| 膽經 | 竅陰 | 俠溪 | 足臨泣 | 陽輔 | 陽陵泉 |
| 肝經 | 大敦 | 行間 | 太沖 | 中封 | 曲泉 |

## 2. 原穴

「原」即本原、原氣之意。原穴是臟腑原氣輸注、經過和留止於十二經脈四肢部的 12 個腧穴。原穴與臟腑之原氣有著密切的聯繫，《難經．六十六難》記載：「三焦者，原氣之別使也，主通行原氣，歷經於五臟六腑。」三焦為原氣之別使，三焦之氣源於腎間動氣，輸布全身，調和內外，宣導上下，關係著臟腑的氣化功能，而原穴正是其所流注的部位。

《靈樞．九針十二原》中指出：「凡此十二原者，主治五臟六腑之有疾者也。」因此，原穴主要用於治療相關臟腑的疾病。

## 3. 絡穴

「絡」即聯絡之意。十五絡脈從經脈分出之處各有一個腧穴，稱為絡穴。十二經的絡穴皆位於肘、膝關節以下，加上位於上腹部的任脈絡穴鳩尾，位於尾骶部的督脈絡穴長強，位於胸脅部的脾之大絡大包，共有 15 穴，故又稱為「十五絡穴」。絡穴具有聯絡表裡兩經的作用，可治療表裡兩經及其分佈部位的病證，如肝經絡穴蠡溝，既可治療肝經病證，又可治療膽經病證；同樣

十二原穴表

| 經脈 | 原穴 |
| --- | --- |
| 肺經 | 太淵 |
| 大腸經 | 合谷 |
| 胃經 | 沖陽 |
| 脾經 | 太白 |
| 心經 | 神門 |
| 小腸經 | 腕骨 |
| 膀胱經 | 京骨 |
| 腎經 | 太溪 |
| 心包經 | 大陵 |
| 三焦經 | 陽池 |
| 膽經 | 丘墟 |
| 肝經 | 太沖 |

膽經絡穴光明，既可治療膽經病證，又可治療肝經病證。

## 4. 郤穴

「郤」，有空隙之意。郤穴是各經經氣深聚的部位，共 16 個腧穴，多分佈在四肢肘膝關節以下。郤穴是治療本經和相應臟腑病證的重要穴位，尤其在治療急症方面有獨特的療效。如急性胃脘痛，取胃經郤穴梁

十五絡穴表

| 經脈 | 絡穴 |
| --- | --- |
| 肺經 | 列缺 |
| 心經 | 通里 |
| 心包經 | 內關 |
| 大腸經 | 偏曆 |
| 小腸經 | 支正 |
| 三焦經 | 外關 |
| 胃經 | 豐隆 |
| 膀胱經 | 飛揚 |
| 膽經 | 光明 |
| 脾經 | 公孫 |
| 腎經 | 大鐘 |
| 肝經 | 蠡溝 |
| 任脈 | 鳩尾 |
| 督脈 | 長強 |
| 脾之大絡 | 大包 |

丘；肺病咯血，取肺經郤穴孔最等。臟腑疾患也可在相應的郤穴上出現疼痛或壓痛，有助於診斷。

## 5. 背俞穴

背俞穴是臟腑之氣輸注於背腰部的 12 個腧穴，位於背腰部足太陽膀胱經的第一側經線上，大體依臟腑位

十六郤穴表

| 經脈 | 郤穴 |
| --- | --- |
| 手太陰肺經 | 孔最 |
| 手少陰心經 | 陰郤 |
| 手厥陰心包經 | 郤門 |
| 手陽明大腸經 | 溫溜 |
| 手太陽小腸經 | 養老 |
| 手少陽三焦經 | 會宗 |
| 足太陰脾經 | 地機 |
| 足少陰腎經 | 水泉 |
| 足厥陰肝經 | 中都 |
| 足陽明胃經 | 梁丘 |
| 足太陽膀胱經 | 金門 |
| 足少陽膽經 | 外丘 |
| 陽蹺脈 | 跗陽 |
| 陰蹺脈 | 交信 |
| 陽維脈 | 陽交 |
| 陰維脈 | 築賓 |

置而上下排列。當某一臟腑有病時，往往在其相應的背俞穴上出現壓痛等異常反應。治療內臟病常用背俞穴。

## 6. 募穴

募穴是臟腑之氣輸布、彙聚於胸腹部的腧穴。

## 背俞穴表

| 臟腑 | 背俞穴 | 所在椎數 | 臟腑 | 背俞穴 | 所在椎數 |
|---|---|---|---|---|---|
| 肺 | 肺俞 | 3 | 胃 | 胃俞 | 12 |
| 心包 | 厥陰俞 | 4 | 三焦 | 三焦俞 | 13 |
| 心 | 心俞 | 5 | 腎 | 腎俞 | 14 |
| 肝 | 肝俞 | 9 | 大腸 | 大腸俞 | 16 |
| 膽 | 膽俞 | 10 | 小腸 | 小腸俞 | 18 |
| 脾 | 脾俞 | 11 | 膀胱 | 膀胱俞 | 19 |

## 募穴表

| 兩側 | | 正中 | |
|---|---|---|---|
| 臟腑 | 募穴 | 臟腑 | 募穴 |
| 肺 | 中府 | 心包 | 膻中 |
| 肝 | 期門 | 心 | 巨闕 |
| 膽 | 日月 | 胃 | 中脘 |
| 脾 | 章門 | 三焦 | 石門 |
| 腎 | 京門 | 小腸 | 關元 |
| 大腸 | 天樞 | 膀胱 | 中極 |

「募」有「幕」和「膜」的意思。它們均分佈於軀幹部，其位置與相關臟腑所在部位相近，

可用於內臟病的診治。

## 7. 八會穴

「會」即聚會之意。八會穴即臟、腑、氣、血、筋、脈、骨、髓的精氣所會聚的 8 個腧穴。分散在軀幹部和四肢部，其中臟、腑、氣、血、骨之會穴位於軀幹部；筋、脈、髓之會穴位於四肢部。八會穴即臟會章門，腑會中脘，氣會膻中，血會膈俞，筋會陽陵泉，脈會太淵，骨會大杼，髓會絕骨（懸鐘）。這 8 個穴位雖屬於不同經脈，但對於各自所會的臟、腑、氣、血、筋、脈、骨、髓相關的病證有特殊的治療作用，臨床上常把其作為治療這些病證的主要穴位。如六腑之病可選腑會中脘，血證可選血會膈俞等。

### 八會穴表

| 八會 | 穴名 | 經屬 |
|---|---|---|
| 臟會 | 章門 | 肝經 |
| 腑會 | 中脘 | 任脈 |
| 氣會 | 膻中 | 任脈 |
| 血會 | 膈俞 | 膀胱經 |
| 筋會 | 陽陵泉 | 膽經 |
| 脈會 | 太淵 | 肺經 |
| 骨會 | 大杼 | 膀胱經 |
| 髓會 | 絕骨（懸鐘） | 膽經 |

## 8. 下合穴

下合穴是指手、足三陽六腑之氣下合於足三陽經的 6 個腧穴，其中胃、膽、膀胱的下合穴，即本經五輸穴中的合穴，而大腸、小腸的下合穴位於胃經，三焦的下合穴位於膀胱經。六腑中，胃、大腸、小腸、膽、膀胱、三焦的下合穴依次分別為足三里、上巨虛、下巨虛、陽陵泉、委中、委陽。下合穴在臨床上多用於治療六腑的病症。

下合穴表

| 名稱 | 三陽 | 六腑 | 下合穴 |
|---|---|---|---|
| 手三陽 | 太陽 | 小腸 | 下巨虛 |
| | 陽明 | 大腸 | 上巨虛 |
| | 少陽 | 三焦 | 委陽 |
| 足三陽 | 太陽 | 膀胱 | 委中 |
| | 陽明 | 胃 | 足三里 |
| | 少陽 | 膽 | 陽陵泉 |

## 9. 交會穴

交會穴是指兩經以上的經脈相交或會合處的腧穴，多分佈於頭面、軀幹部。交會穴具有治療交會經脈疾病的特點。如三陰交本屬於足太陰脾經的腧穴，又是足三陰經的交會穴。因此，它不僅可治療脾經病症，而且可治療足少陰腎經和足厥陰肝經的病症。

## 10. 八脈交會穴

八脈交會穴是十二經脈與奇經八脈之氣相交會的 8 個腧穴，均分布於腕、踝關節上下。《醫學入門》載：「周身三百六十穴，統於手足六十六穴，六十六穴又統於八穴。」這裡的「八穴」就是指八脈交會穴，可見古人對其的重視程度。臨床上，當奇經八脈出現相關的疾病時，可以取對應的八脈交會穴來治療。

八脈交會穴表

| 經屬 | 八穴 | 通八脈 | 會合部位 |
|---|---|---|---|
| 足太陰 | 公孫 | 沖脈 | 胃、心、胸 |
| 手厥陰 | 內關 | 陰維 | |
| 手少陽 | 外關 | 陽維 | 目外眥、頰、頸、耳後、肩 |
| 足少陽 | 足臨泣 | 帶脈 | |
| 手太陽 | 後溪 | 督脈 | 目內眥、頸、耳、肩胛 |
| 足太陽 | 申脈 | 陽蹺 | |
| 手太陰 | 列缺 | 任脈 | 胸、肺、膈、喉嚨 |
| 足少陰 | 照海 | 陰蹺 | |

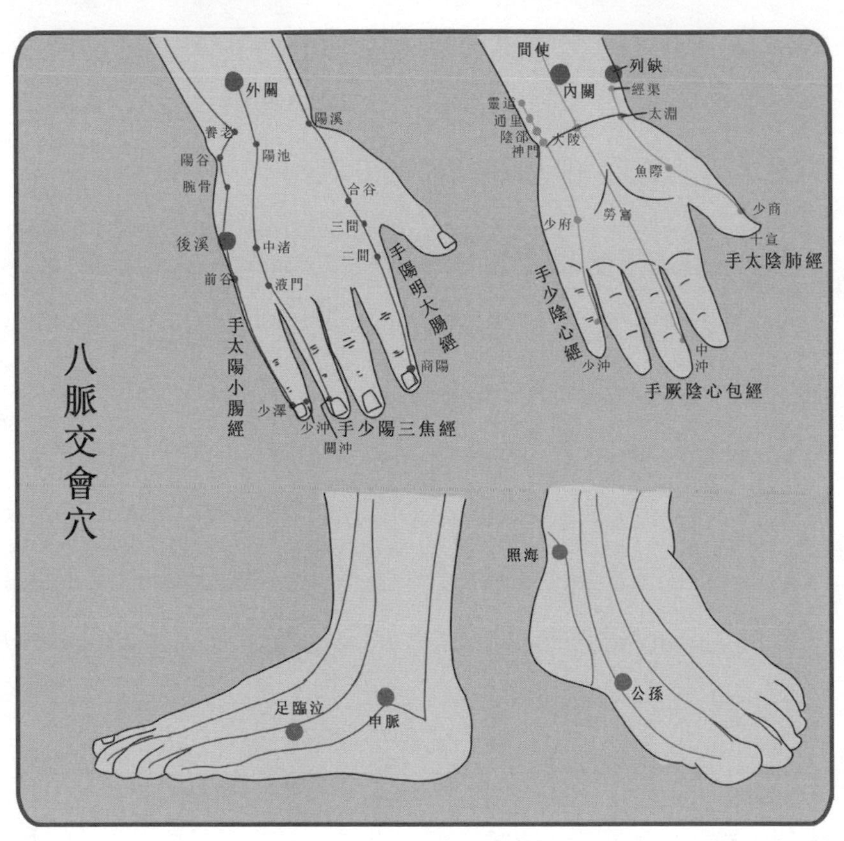
八脈交會穴
外關
養老
陽谷
腕骨
後溪
前谷
陽池
中渚
液門
陽溪
合谷
三間
二間
商陽
少澤
少沖
關沖
手太陽小腸經
手少陽三焦經
手陽明大腸經
間使
內關
列缺
經渠
太淵
靈道
通里
陰郤
神門
大陵
魚際
少商
十宣
勞宮
少府
少沖
中沖
手太陰肺經
手少陰心經
手厥陰心包經
照海
公孫
足臨泣
申脈

# 第二章　頭面部止痛特效穴

頭面部的疼痛主要有頭痛、牙痛、咽喉腫痛、三叉神經痛等。無論哪種疼痛，都會給人帶來一種不愉快的感覺和體驗。其實，當我們不幸被某種疼痛糾纏時，只要正確按壓相應的穴位，疼痛就可緩解。本章將幫你解決頭面部疼痛的一些問題。

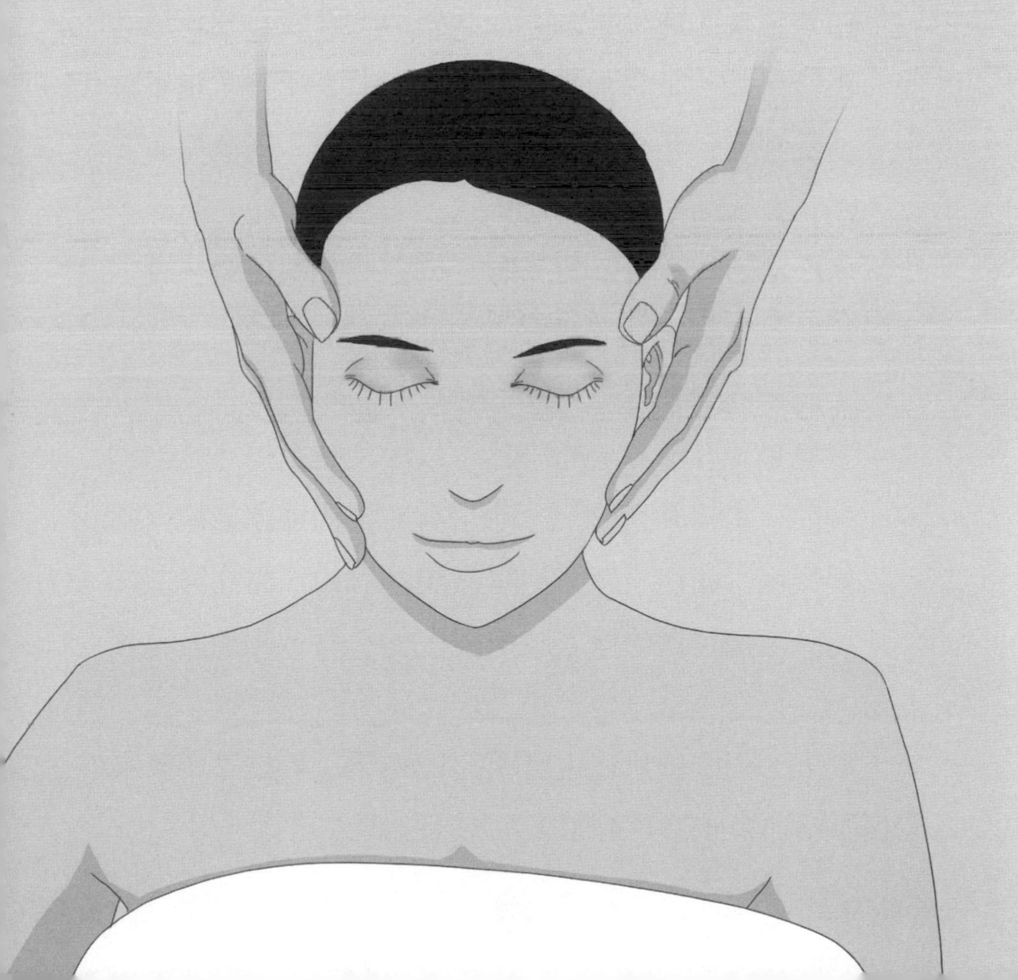

## ▶列缺穴——頭頸疼痛找列缺

很多上班族工作一天後常感覺腦袋發脹，特別是長期伏案工作或者經常駕車的人，在一個密閉的空間裡一待就是十幾個小時，常常感到頭腦發昏，頸背部痠脹難受，嚴重者會患上頸椎病。

如果頸背部長時間保持一個姿勢，就容易導致頸部肌肉組織緊張，血液流通不暢，再加上不注意保暖，特別容易受到風寒邪氣的侵襲，從而使頸背部經絡氣血運行不暢。在肺經中有一個列缺穴，此穴有舒筋、通竅、止疼痛之功效。經常按摩這個穴位對緩解頭頸痠痛有很好的效果。

「頭項尋列缺」，這是《針灸大成》中的一句歌訣，意思是說脖子往上的病都可以用列缺這個穴位來治療和調節。常按摩列缺穴，除了有助於治療頸椎病、落枕、偏頭痛、頭痛、顏面神經痙攣及麻痺、齒痛等頭頸部疾病外，還可以治療上肢病變，如手肘、腕無力及疼痛。

另外，對肺經病症也有不錯的效果，如感冒、支氣管擴張咯血及咳喘等肺經病症均可按摩列缺穴。

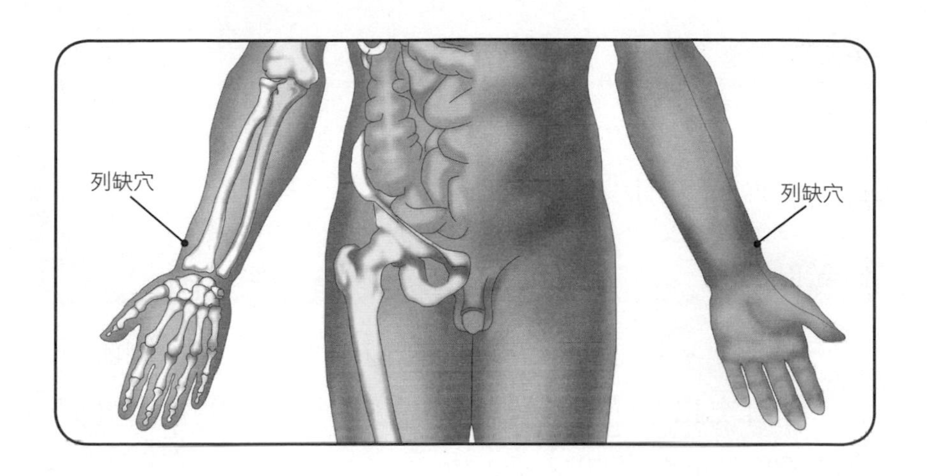


## 1穴位概述

該穴出自《靈樞．經脈》，是手太陰肺經之絡穴，亦是八脈交會穴之一（通於任脈）。該穴有宣肺解表、通經活絡、通調任脈的功用。

## 2穴名釋義

列，裂也，破也；缺，少也。列缺意指肺經經水在此破缺、潰散並溢流四方。本穴物質為孔最穴下行而來的地部經水，因其位處橈骨莖突上方，下行的經水被突出的橈骨（如巨石一般）所擋，經水在此向外溢流破散，故名列缺。

## 3標準定位

在前臂橈側緣，橈骨莖突上方，腕橫紋上 1.5 寸，當肱橈肌與拇長展肌腱之間。

## 4快速取穴

(1)握拳，掌心向內，手腕微微向下垂，腕後橈側可見一高骨突起，此即橈骨莖突。該莖突的上方在用力握拳時可見一凹陷，即是列缺穴。

(2)兩手虎口自然垂直交叉，一手食指按在另一手橈骨莖突上，指尖下凹陷中是穴。

## 5操作方法

用拇指指面著力於列缺穴之上，垂直用力，向下按壓，按而揉之，並旋轉前臂，使局部產生酸、麻、脹、痛、熱和走竄等感覺，之後輕揉局部放鬆。如此反覆操作、左右交替。每次按壓 5～10 分鐘，每日或隔日 1 次。

## 6主治功效

肺經不上頭面，但列缺能治療頭項、顏面疾患，是因為此穴為肺經絡穴，直接聯絡手陽明大腸經，可通調兩經經氣，治療兩經病變；大腸經上顏面，其支脈通項後大椎；故列缺具有清熱散風、通絡止痛之功，既可治療外感風邪之頭痛項強，又可治療經氣阻滯、氣血運行不暢的頭痛項強；還可透過疏解面齒風邪，治療口眼喎斜、齒痛等。

## ▶風府穴——頭痛祛風按風府

中醫有「六淫」之說，這當中，以風為首，說「風為百病之長」，所以，中醫對風是非常注意的。在長期的摸索當中，人們發現，在人體中有很多地方很容易遭受風的襲擊，所以命名此類穴位時也包含了「風」字，如風府、風池、風門、翳風等等，這些地方基本都是風邪的藏身之所。所以，對於風，我們一定要嚴加防範，尤其是在春天和冬天風邪最猖狂的時候，更要注意保暖。

風穴中，以風府為最。風是指風邪；而府，在過去是指衙門的意思，風府穴就是統領風穴的衙門。風邪侵襲人體，首先找的就是風穴的衙門，所以古人說「風府，受風要處也」。

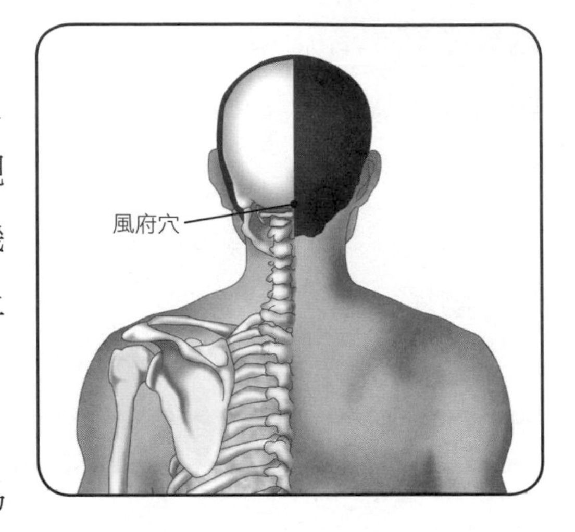


風府穴在頭部，當後髮際正中直上 1 寸。如果我們注意觀察的話，會發現，幾乎所有的風穴都在上半身，以頭部居多。這是因為頭居上部，而風性輕揚，最容易侵襲人體上部。在冬季，中國北方人都會戴上厚厚的帽子，圍著厚厚的圍巾，這是最傳統、最簡單的防止風邪侵襲、維護健康的方法。

其實，夏天也應注意防風，晚上睡覺時，頭頸部位一定不要朝著風口。還有，平時洗完頭，一定要吹乾再睡覺，否則濕氣進入頭部，也很難消除。風府穴最容易招致風邪，受風邪引起的第一病症就是頭痛。頭痛分很多種，兩側頭痛是膽經堵塞引起的；前額疼痛是胃經引起的，而後腦勺頭痛的「剋星」就是按摩風府穴。按摩風府穴，可以改善血液循環，也就是大腦的血液供應，可以很好地緩解頭痛症狀。

## 1穴位概述

該穴出自《素問·骨空論》，別名舌本、曹溪、鬼穴、鬼枕，屬督脈，是督脈、陽維之交會穴。該穴具有散風熄風、通關開竅的功用。

## 2穴名釋義

風，指穴內氣血為風氣也；府，府宅也。風府名意指督脈之氣在此吸濕化風。本穴物質為啞門穴傳來的天部陽氣，至本穴後，此氣散熱吸濕並化為天部橫行的風氣。本穴為天部風氣的重要發生之源，故名風府。

## 3標準定位

在項部，當後髮際正中直上 1 寸，枕外隆凸直下，兩側斜方肌之間凹陷中。

## 4快速取穴

(1)後頸部，兩風池穴連線中點，頸頂窩處取穴。

(2)在頭部中心線的髮際往上 1 個指幅之處為風府。壓迫頸窩上部疼痛之處為穴位位置。

## 5操作方法

左手扶住前額，右手拇指點按風府穴，其餘四指固定住頭部，按摩時要稍微用力，能感覺到有股熱流竄向前額，每次點按 15 次，做 3 次。

## 6主治功效

(1)該穴主治頭痛、眩暈、項強等頭項病症。

(2)該穴也可治中風、癲狂、癡呆等症。

(3)該穴還可治咽喉腫痛、失音等症。

# ▶頭維穴——頭暈頭痛找頭維

頭痛、頭暈，是我們日常生活中比較常見的頭部不適。症狀表現較輕者，往往不能引起人們足夠的注意，但是時間久了，症狀就會加重。頭痛、頭暈第一次發生時，往往是急性的。如果急性時沒有去治療，就有可能轉成慢性。很多就醫的頭痛、頭暈患者，都是經過了一段時間的積累之後，忍不住了才去找醫生。

所以，提醒讀者切勿再犯這種錯誤，平常當您感到頭部不舒服時，就應當趕緊取頭維穴按揉幾下，大多都能獲效。頭維穴，可以維護頭部諸經脈的正常功能，是治療頭痛、頭暈、目眩、流淚、眼瞼目瞤動非常有效的穴位。

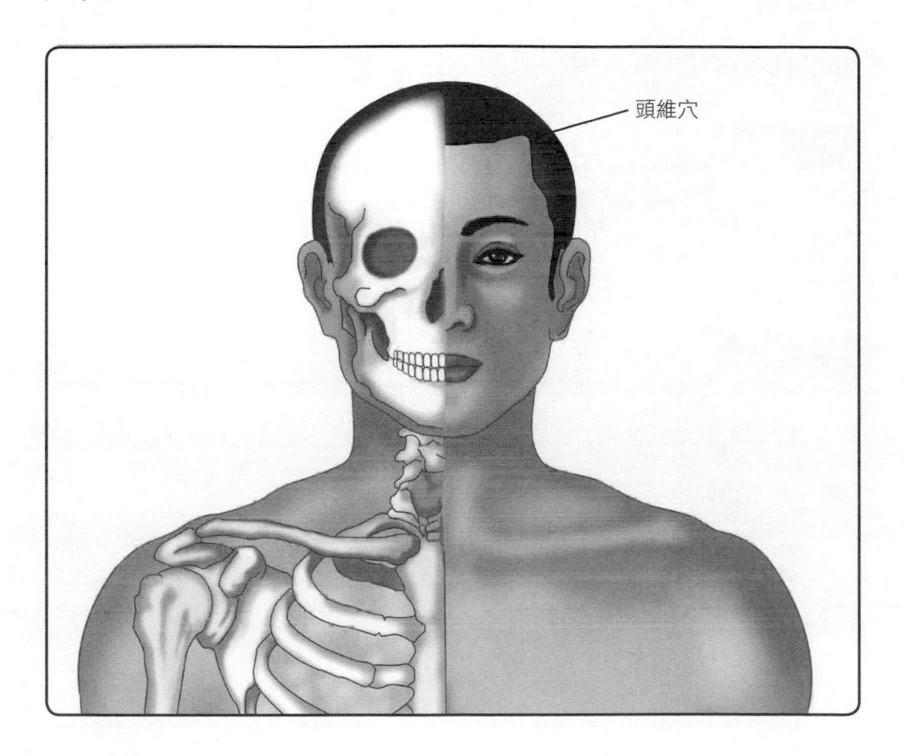


## 1穴位概述

該穴出自《針灸甲乙經》，屬足陽明胃經，是足陽明、足少陽之交會穴。該穴具有疏散風熱、清腦明目、通絡止痛之功效。

## 2穴名釋義

維，指維護之意。足陽明脈氣行於人身胸腹頭面，維絡於前，故有「二陽為維」之稱。此穴為陽明脈氣所發，在頭部額角入髮際處，故名頭維。

## 3標準定位

在頭側部，鬢角前緣直上入髮際 0.5 寸，距頭正中線 4.5 寸處。

## 4快速取穴

(1)先取頭臨泣，並以此為基點，向外量取頭臨泣至神庭間距離，入前髮際 0.5 寸處。

(2)入前髮際 0.5 寸的水平線與鬢角前緣的垂直交點處取該穴。

## 5操作方法

正坐，舉起雙手，指尖向上，掌心向內，以中指或食指指腹點揉兩側頭維穴。點揉時，指腹要緊貼皮膚，不能摩擦頭皮和頭髮，點揉該穴時力度要均勻、柔和、滲透。每天早晚各一次，每次 3～5 分鐘，一般雙側頭維穴同時點揉。

## 6主治功效

(1)本穴位居額角，為足少陽、足陽明交會穴，具有疏散風熱、清腦明目、通絡止痛之功效，主治頭痛、目痛、目眩、迎風流淚等。

(2)本穴有袪風通絡之功，可用於治療眼瞼瞤動、面癱等。

(3)現代常應用此穴治療神經系統疾病，如偏頭痛、前額神經痛、眼輪匝肌痙攣、面神經麻痺；心腦血管疾病，如腦出血；五官科系統疾病，如結膜炎、視力減退等。

## ▶太陽穴——經期頭痛按太陽

很多女性每次一來月經，就會發生頭痛，嚴重時一側或雙側太陽穴處可以摸到血管搏動厲害，有時甚至整個眼眶都感到疼痛不適，甚至還痛到狂飆冷汗、面色蒼白、噁心嘔吐等。經期頭痛的危害首先會影響到人的生活與工作，最直接的就是影響睡眠。輕者入睡困難，重者整宿難眠。

經期頭痛是偏頭痛的一種，常發生於月經來潮前或經期中，而待月經乾淨後卻又不治自癒。中醫常說「女子以肝為本」「腎為先天之本」「脾為後天之本」，經期頭痛與肝、腎、脾都有著緊密的聯繫。

如果老是生氣或悶悶不樂，則很容易引起肝氣鬱結型的經期頭痛。頭痛如錐刺或脹悶跳痛，疼痛固定在某一處。如果經常熬夜，不注重休息，則會引起肝腎陰虛型頭痛，頭痛時感覺頭脹發麻，同時伴有咽乾口燥、潮熱、耳鳴等現象。還有平素體質比較虛弱，穿著又過於單薄的女性，往往會造成陽虛，頭痛時有一種被勒著發疼的感覺，如果受涼了會更加嚴重。

無論是哪一種經期頭痛，對於大多數女性來說，氣血虧虛是最主要的致病因素。從根本上應當治療氣血虧虛。女性行經期間，經血大量流失導致氣血虧損。氣血虧損導致血氣運行

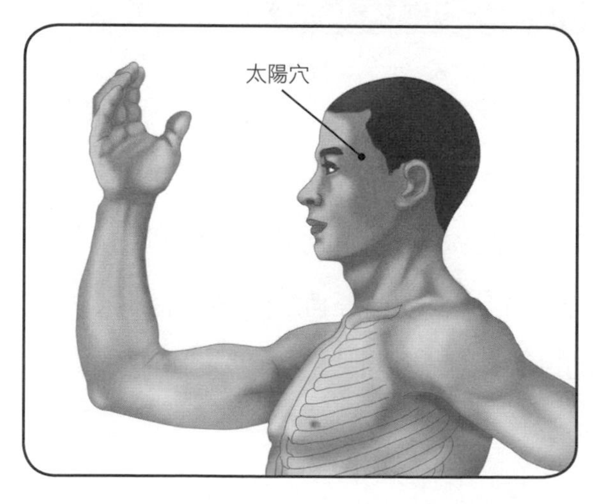

不暢，血瘀則不通，不通則痛，如果不及時治療，就會轉化為週期性或是其他類型較為嚴重的頭痛。要治療這種頭痛，從根本上應當治療氣血虧虛。

此時，透過按摩太陽穴，補充氣血便是治療經期頭痛的最佳選擇。

### 1穴位概述

該穴出自《備急千金要方》，屬經外奇穴。該穴具有清熱消腫、通絡止痛之功效。

### 2穴名釋義

太陽穴在耳廓前面，前額兩側，外眼角延長線的上方。在兩眉梢後凹陷處，有「左為太陽，右為太陰」之說。

### 3標準定位

眉梢與目外眥之間向後約 1 寸處凹陷中。

### 4快速取穴

正坐或側坐位，在頭部，眉梢與目外眥之間，向後約 1 橫指的凹陷處。

## 5操作方法

雙手大拇指分別抵住兩側太陽穴，其餘四指從額頭正中向兩側分推，再逐漸往外移動，直到髮根的地方，然後在太陽穴上用力點按。月經前 7 天開始，同時分推前額，按揉太陽和印堂 2 分鐘，直至月經結束，對於緩解經期頭痛大有益處。

## 6主治功效

太陽穴主治：頭痛、偏頭痛、神經血管性頭痛、感冒、眩暈、齒痛、目赤腫痛、三叉神經痛、面神經麻痺、急性結膜炎、視神經萎縮、瞼腺炎等疾病。

太陽穴是人頭部的重要穴位，《達摩秘方》中將按揉此穴列為「回春法」，認為常用此法可保持大腦的青春常在，返老還童。當人們長時間連續用腦後，太陽穴往往會出現重壓或脹痛的感覺，這時施以按摩效果會非常顯著。按摩太陽穴可以給大腦以良性刺激，能夠解除疲勞、振奮精神、止痛醒腦，並且能繼續保持注意力的集中。

## ▶印堂穴——頭痛頭重按印堂

炎熱的夏季，很多人都喜歡躲在有空調的屋子裡。但是，長期吹空調也會帶來一些疾病，因為空氣不流

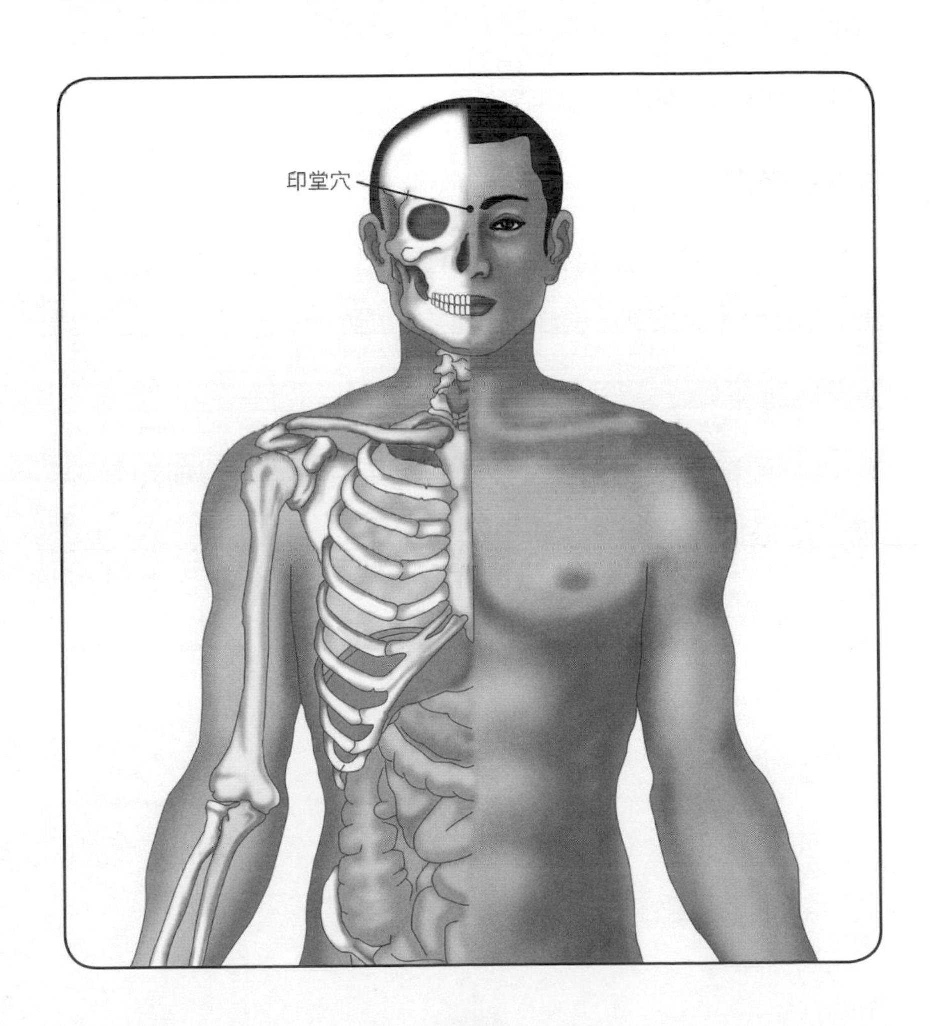

通，屋內涼爽，屋外炎熱，容易讓人出現感冒頭痛的症狀。生活中，無論感冒還是心煩，總是與頭痛相伴。在緊鎖眉頭時，不妨輕輕舒展，可有助於緩解頭痛。因為緩解頭痛的「鑰匙」就藏在兩眉之間，這兒有個穴位叫「印堂穴」，位於督脈之上，按摩印堂穴有助於推動督脈氣血運行，緩解感冒頭痛、鼻部不適等症狀。

## 1穴位概述

該穴出自《扁鵲神應針灸玉龍經》，屬經外奇穴。該穴具有鎮靜安神、明目通鼻之功效。

## 2穴名釋義

古代稱額部兩眉頭之間為「闕」，星相家稱印堂，因穴位於此處，故名。

## 3標準定位

兩眉頭連線的中點。

## 4快速取穴

正坐或仰靠、仰臥姿勢，在面部，兩眉頭連線的中點凹陷處，按壓有痠脹感。

### 5操作方法

將中指放在印堂穴上，用較強的力點按 10 次。然後，再順時針揉動 20～30 圈，逆時針揉動 20～30 圈即可。

### 主治功效

印堂穴主治：頭痛，前頭痛，失眠，高血壓，鼻塞，鼻炎，目眩，目赤腫痛，三叉神經痛等。

## ▶神庭穴——頭痛失眠按神庭

如今，人們工作壓力大，經常會出現頭痛、失眠的現象。雖然這些不是很大的疾病，但還是會影響到工作和生活。頭痛、失眠，按摩神庭穴有非常顯著的療效。

中醫認為，神庭穴是智慧之穴，主要調控神經系統。經常按摩此穴，能夠起到消除疲勞、活躍大腦細胞、增強記憶力的作用，對於長時間看書學習而產生的頭腦發脹、頭昏眼花，具有明顯的治療作用。

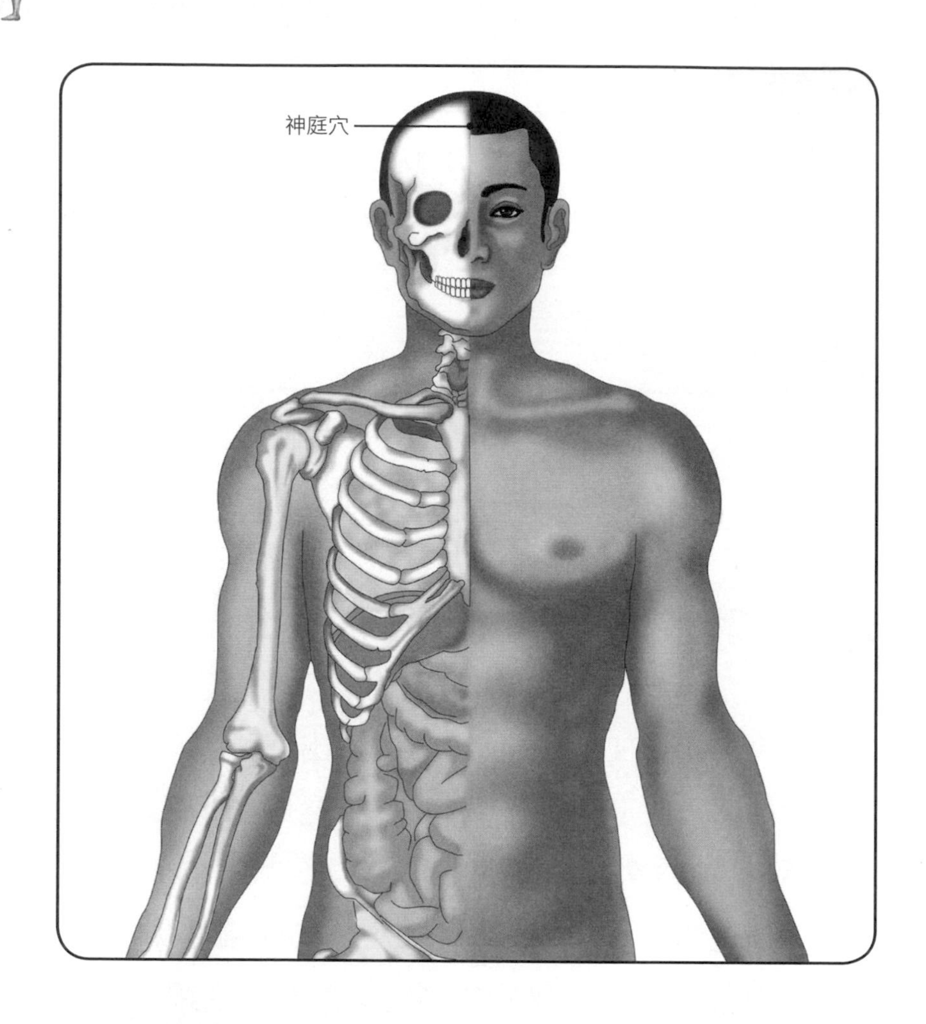


## 1穴位概述

該穴出自《針灸甲乙經》，屬督脈，為足太陽、足陽明、督脈的交會穴。該穴具有寧神醒腦、降逆平喘之功效。

## 2穴名釋義

神，神明，此指腦。庭，前庭。腦為元神之府，穴在前額部，如腦之前庭。

## 3標準定位

在頭前部，前髮際正中直上 0.5 寸。

## 4快速取穴

(1)正坐位或仰臥位，在頭前部，前髮際正中直上量約半橫指處，按壓有痠脹感。

(2)正坐位或仰臥位，可先取百會穴，再向前 4.5 寸處，按壓有痠脹感。

## 5操作方法

用拇指或中指以較強的力點按 10 次，然後再順時針揉動 20 圈左右，逆時針揉動 20 圈左右即可。按揉時間 2～3 分鐘，直到有痠脹感為宜，每天 1～2 次。

## 6主治功效

(1)本穴主要用於治療頭面五官及神志等疾患。如頭痛、耳源性眩暈、目赤腫痛、急性結膜炎、淚囊炎、鼻淵、鼻衄、驚悸、失眠、癲癇、精神分裂症及高血壓、瘧疾等。

(2)現代常應用此穴治療頭暈目眩、鼻淵、鼻鼽、流淚、目赤腫痛、目翳、雀目、吐舌、角弓反張、癲狂、癇症、驚悸、失眠、淚囊炎、結膜炎、鼻炎、神經官能症、記憶力減退、精神分裂症等。

## ▶百會穴——頭痛目眩按百會

引起頭痛的原因很複雜，神經痛、腦血管疾病、全身疾病等都可能會引起頭痛，要根治頭痛，還需要去醫院做詳細檢查，對症治療。按摩百會穴可以暫時緩解頭痛、目眩。

按摩百會穴可以起到活血通絡的作用。當外感風寒出現頭痛或休息不好、失眠引起頭部脹痛時，都可用此方法緩解。頭痛患者的腦組織含氧量及血流量會明顯降低，按摩百會穴能有效改善腦組織氧合血紅蛋白飽和度及血流量，從而起到通絡止痛的效果。按摩百會穴不僅可緩解頭痛，而且便秘、頭部充血等問題也能迎刃而解。

百會穴既是長壽穴又是保健穴，可以激發和增加體內的陽氣，調節心、腦血管系統功能。百會穴與腦聯繫密切，是調節大腦功能的要穴。

頭部是諸陽之會，百脈之宗，而百會穴則是各經脈氣會聚之處。穴性屬陽，又於陽中寓陰，所以能夠通達陰陽脈絡，連貫周身經穴，對於調節機體的陰陽平衡有著重要的作用。

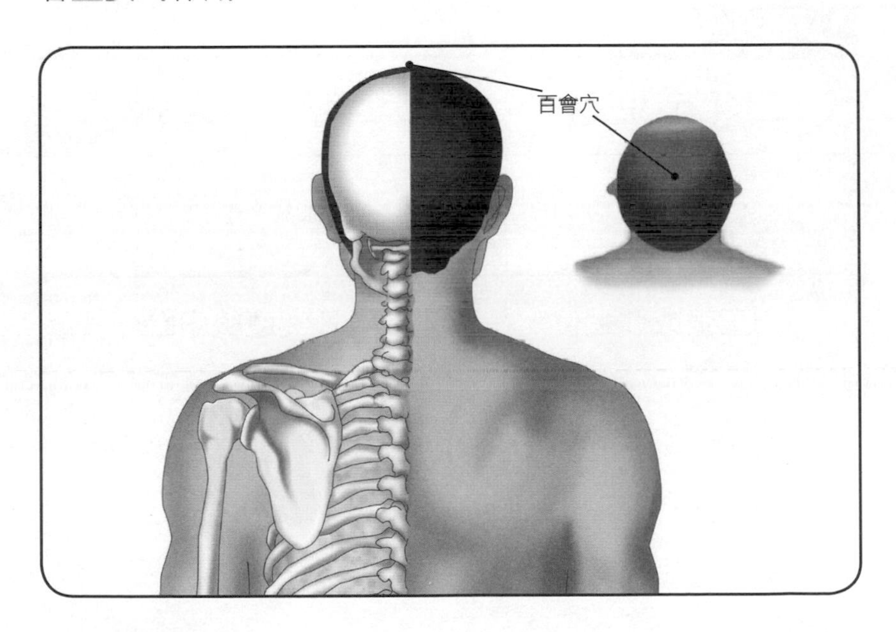


## 1穴位概述

該穴出自《針灸甲乙經》，屬督脈，為督脈、足太陽之交會穴。該穴有升陽固脫、醒腦開竅之功效。

## 2穴名釋義

百，數量詞，多之意。會，交會也。百會名意指手、足三陽經及督脈的陽氣在此交會。本穴由於其處於人之頭頂，在人的最高處，因此人體各經上傳的陽氣都交會於此，故名百會。

## 3標準定位

前髮際正中線後 5 寸，約當兩側耳郭尖連線之中點。

## 4快速取穴

(1)正坐或仰臥位，在頭部，兩耳尖連線中點，按壓有凹陷處。

(2)在頭部，前後髮際線中點，再向上量 1 橫指處，按壓有凹陷。

(3)在頭部，從前髮際線向後推至一凹陷處。

## 5操作方法

(1)手掌緊貼百會穴，先順時針旋轉 20 圈，再逆時針旋轉 20 圈。

(2)端坐或平躺，四指指端向下按壓百會穴。若需要給予較強烈的刺激，可以用食指指端叩擊百會穴。

### 主治功效

(1)本穴主治頭面五官、神志及氣虛下陷等疾患。如頭風、頭痛目眩、耳聾、耳鳴、目不能視、鼻塞、鼻衄、口噤不開、角弓反張、小兒驚癇、脫肛、泄瀉、痔疾等。

(2)現代多應用此穴治療中風昏迷、精神分裂症、神經衰弱、胃下垂、子宮脫垂、高血壓、低血壓等。

## ▶承泣穴　目赤腫痛按承泣

目赤腫痛是眼科的常見病，一般發病較急，常因眼內出血使視力減退。形成的原因大多由於肝陽上亢、肝火上炎和外感風熱之邪壅結於目竅所致。除出現視力障礙外，還伴有頭痛、面紅、畏光流淚、胸脅疼痛等證。這時，如果不能去醫院，身邊又沒有藥的情況下，可以透過按摩承泣穴來緩解疼痛。

承泣穴是胃經上比較重要的一個穴位。胃經多氣多血，而承泣穴是胃經最靠近眼睛的穴位，中醫講「穴位所在，主治所及」，因此，無論是什麼原因引起的眼病，或是日常對眼的保健，我們都可以透過刺激承泣穴來解決。

經常按摩承泣穴，可使氣血旺盛，能夠給眼睛供應足夠的血液，進而緩解視疲勞、視力模糊等症狀，還可防治近視。生活中，還有一些人的眼睛並沒有什麼異常現象，既不紅也不腫不癢，可是外出時被風一吹，眼淚就會不自覺地流下來，使眼睛模糊、視力下降。這種情況叫迎風流淚，一般來說，夏天比冬天症狀明顯。

對於這種情況，我們可堅持每天按壓承泣穴，效果非常明顯。另外，電腦光線的刺激，加上經常熬夜，會導致眼周肌膚的黑色素沉積，形成黑眼圈。按摩承泣穴可以活血化瘀，促進黑色素分子之間的相互撞擊，並加速代謝，讓黑眼圈減退。在閒置時間，不妨試試這個小動作，堅持下去，會收到意想不到的

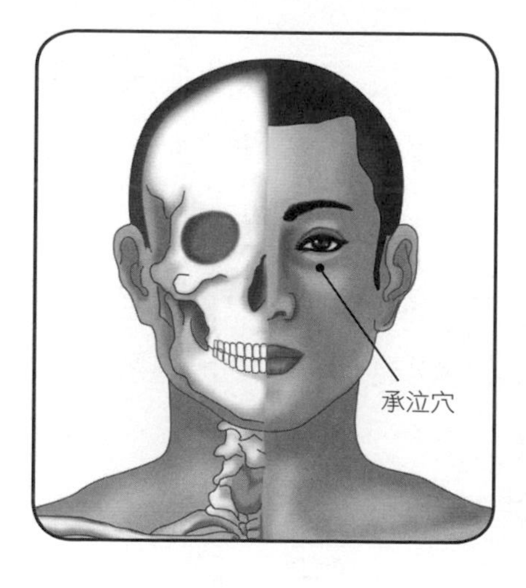

效果。

## 1穴位概述

該穴出自《針灸甲乙經》，屬足陽明胃經，為陽蹺脈、任脈、足陽明胃經的交會穴。該穴具有疏風清熱、明目止痛之功效。

## 2穴名釋義

承，受也。泣，淚也，水液也。承泣名意指胃經體內經脈氣血物質由本穴而出。胃經屬陽明經，陽明經多氣多血。胃經的體表經脈氣血運行是由頭走足，為下行，與其構成無端循環的胃經體內經脈部分，氣血物質的運行則為散熱上行。本穴物質即為胃經體內經脈氣血上行所化，在體內經脈中，氣血物質是以氣的形式而上行，由體內經脈出體表經脈後，經氣冷卻液化為經水，經水位於胃經之最上部，處於不穩定狀態，如淚液之要滴下，故名承泣。

## 3標準定位

目直視，瞳孔直下，在眶下緣與眼球之間。

## 4快速取穴

(1)正坐位，直視前方，瞳孔直下 0.7 寸，下眼眶邊上。

(2)正坐位，直視前方，在面部，瞳孔正下方，在眼球與眶下緣之間，即為本穴。

## 5操作方法

用雙手中指指腹按揉並做環狀運動，時間宜短；或雙手兩拇指持續往上眼眶方向推壓一分鐘左右，感覺眼睛痠脹、流淚即可。

## 6主治功效

(1)該穴可治療五官科系統疾病：目赤腫痛，迎風流淚，眼瞼瞤動，口眼喎斜，頭痛眩暈，翼狀胬肉，青光眼，急慢性結膜炎，近視，遠視，散光，色盲，夜盲症，瞼緣炎，角膜炎，視神經炎，視神經萎縮，白內障，視網膜色素變性，眶下神經痛等。

(2)該穴還可治療精神神經系統疾病：面肌痙攣，面神經麻痺等。

(3)現代常應用此穴治療結膜炎、近視、遠視、散光、青光眼、斜視、白內障、視神經萎縮、面神經麻痺、面肌痙攣等。

## ▶下關穴——面部調理找下關

三叉神經痛是醫學上一個較難治療的疾病，這種病痛起來非常劇烈，如刀割、燒灼，讓人難以忍受。其實，在我們面部兩側各有一個穴位——下關穴，對於三叉神經痛有特效。

下關穴是臨床經驗用穴的常見穴位之一，經常按揉下關穴，可以預防和治療三叉神經痛。下關穴還是面部的保健要穴，對於牙關不利、牙痛、口眼喎斜等面部病症，以及耳聾、耳鳴、聤耳等耳疾都有比較好的治療效果。針刺下關穴可

以用來治療鼻竇炎、牙痛、神經性耳鳴耳聾、三叉神經痛、下頜關節炎、膶肌痙攣等病症。

### 1穴位概述

本穴出自《靈樞・本輸》，屬足陽明胃經，為足陽明、足少陽之交會穴。該穴有消腫止痛、聰耳通絡的功效。

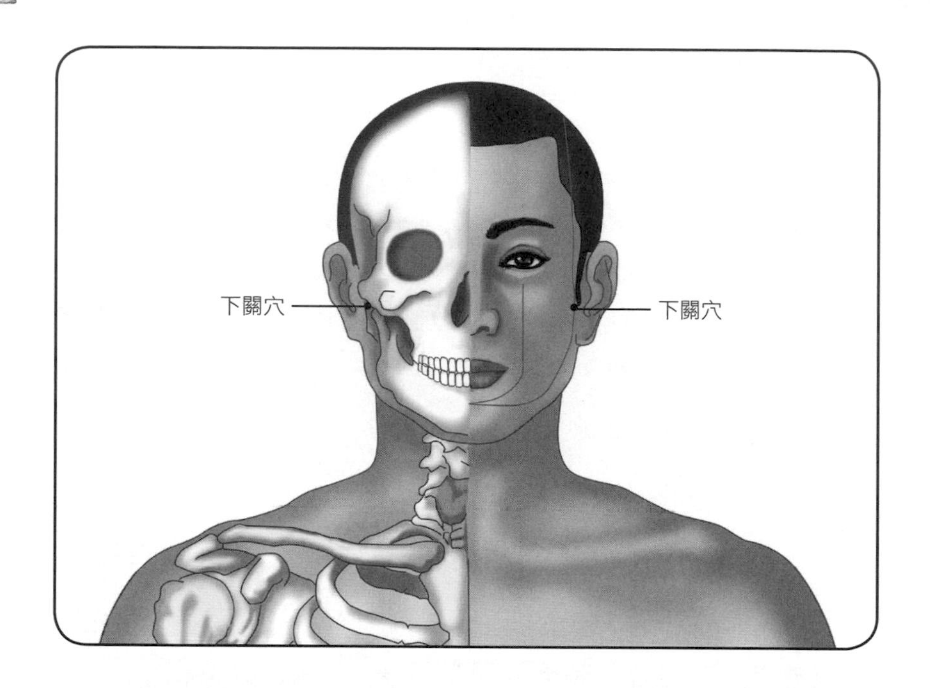


## 2穴名釋義

下，指本穴調節的氣血物質為屬陰、屬下的濁重水濕。關，關卡。該穴名意指本穴對胃經上輸頭部的氣血物質中陰濁部分有關卡作用。本穴物質為頰車穴傳來的天部水濕之氣，本穴有對上輸頭部的氣血精微嚴格把關的作用，故名。

## 3標準定位

在面部，顴弓下緣，下頜骨髁狀突之前方凹陷處。

## 4快速取穴

閉口，從耳朵前方觸摸顴弓的下緣的骨頭最凹處取穴（用指頭壓迫，上齒或下齒會疼痛）。

## 5操作方法

正坐，舉起雙手，指尖向上，掌心向內，以中指或食指指腹點揉兩側下關穴。點揉時，指腹要緊貼皮膚，不能與皮膚表面形成摩擦。點揉該穴時，力度要均勻、柔和、滲透。每天早晚各一次，每次 3～5分鐘，雙側下關穴同時點揉。

## 6主治功效

(1)本穴歸於足陽明胃經，具有熄風通絡之功效，主治牙關開合不利、口眼喎斜、眩暈等症。

(2)本穴為足陽明、足少陽之交會穴，能疏散少陽風熱、清泄陽明胃火，有清熱開竅、通絡止痛之功效，主治齒痛、面痛、耳聾、耳鳴等症。

(3)現代常應用此穴治療：五官科疾病，如顳頜關節功能紊亂、下頜關節脫位、下頜關節炎、咬肌痙攣；神經系統疾病，如面神經麻痺、三叉神經痛等。

## ▶外關穴——頭部熱病找外關

外關穴是手少陽三焦經一個非常重要的穴位，是手少陽經的絡穴，其發出的絡脈向內走向心包，所以該穴可以通治兩經病。外關穴乃手少陽陽維之會。本穴物質為吸熱後的脹散之氣，此氣外出本穴後交於陽維脈所在的天部層次，故為手少陽陽維之會。本穴又為八脈交會穴，通於奇經八脈的陽維脈。凡是熱病導致的頭痛、耳鳴、目赤腫痛，或兩側胸腹部疼痛、口苦咽乾、牙痛、感冒頭痛等都可以取外關進行治療。

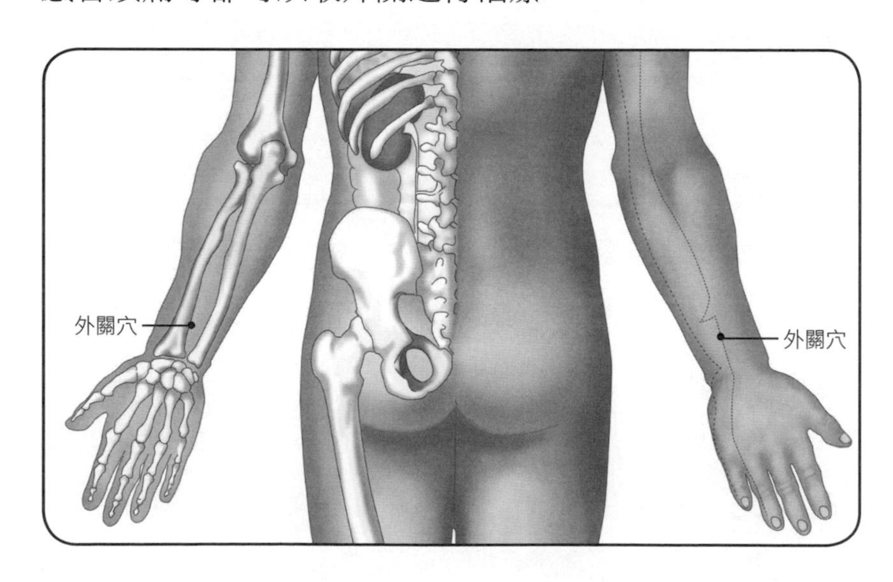

## 1穴位概述

該穴出自《靈樞・經脈》的「手少陽之別，名曰外關」。外關穴屬手少陽三焦經，手少陽之絡穴，八脈交會穴之一，通陽維。該穴具有清熱解表、通經活絡的功效。

## 2穴名釋義

外，外部也。關，關卡也。該穴名意指三焦經氣血在此膨脹外行，外部氣血被關卡不得入於三焦經。本穴物質為陽池穴傳來的陽熱之氣，行至本穴後因吸熱而進一步膨脹，膨脹之氣由穴內出於穴外，穴外的氣血物質無法入於穴內，如被關卡一般，故名。

## 3標準定位

腕背橫紋上 2 寸，尺骨與橈骨之間。

## 4快速取穴

伸臂俯掌，於腕背橫紋中點直上 2 寸，尺骨與橈骨之間，於內關穴相對處取穴。

## 操作方法

一手屈肘放於胸前，掌心向下，另一手反手握住該手腕關節稍上方的外側，以拇指指端點揉外關穴，以局部有痠脹痛感為度，兩手交替點揉，每次操作 2～3分鐘。

## 主治功效

(1)該穴可治療外感疾患，如熱病、咳嗽、痄腮、感冒等。《雜病穴法歌》曰：「一切風寒暑濕邪，頭痛發熱外關起。」

(2)該穴可治療頭面耳目疾病，如頭痛、耳鳴、頰痛、鼻出血、牙痛、目赤腫痛等。

(3)該穴可治療神經系統疾病，如驚厥等。

(4)該穴可治療消化系統疾病，如腹痛、便秘、腸癰、霍亂等。

(5)本穴還有袪風濕、通經絡、止痺痛之功效。主治本經脈所經過部位的疾患，如胸脅痛、五指盡痛不能握物、肘臂屈伸不利、上肢筋骨疼痛、手顫、肩痛等。該穴還是治療上肢痛痲之要穴。

## ▶率谷穴——偏頭痛找率谷

頭痛不是什麼大病，但是疼起來卻有讓人想撞牆的衝動，尤其是偏頭痛，總是反反覆覆、纏綿不癒。中醫養生理論認為，春天為肝氣生發的季節，肝氣易動、易傷，容易引起肝經淤滯，致使肝鬱化火、肝陽偏亢而發生偏頭痛。偏頭痛即少陽頭痛，從中醫學角度講，手、足少陽經的經脈，在頭面部的循行分佈區域都處於側面部，所以中醫將側頭部疼痛稱為少陽頭痛。少陽頭痛當然要找少陽經上面的穴位，於是找到率谷穴。研究表明，刺激率谷穴能抑制痛覺衝動的產生，調節自主神經，影響神經遞質的釋放和代謝，調整血液循環，增強局部的血氧供應，改善腦組織的缺血缺氧狀態等，從而緩解偏頭痛。

按摩率谷穴，不僅可以減輕偏頭痛，還可以治療醉酒。有過醉酒經歷的人都知道喝醉的滋味相當不好受，頭暈、頭痛、噁心嘔吐、胸悶、胃痛，難受至極。中醫認為，酒性屬陽，過量飲用易使肝陽亢奮，上擾清竅，出現頭痛目眩；肝氣橫逆犯胃，胃受其悔，和降失常，則胸膈滿悶、噁心嘔吐。率谷穴屬於足少陽膽經，是膽經與足太陽膀胱經的交會穴。刺激率谷穴可使酒熱之邪從小便而解出，加快醒酒的作用。

此外，率谷穴也是歷代醫家推薦治療小兒驚風的主要穴位。

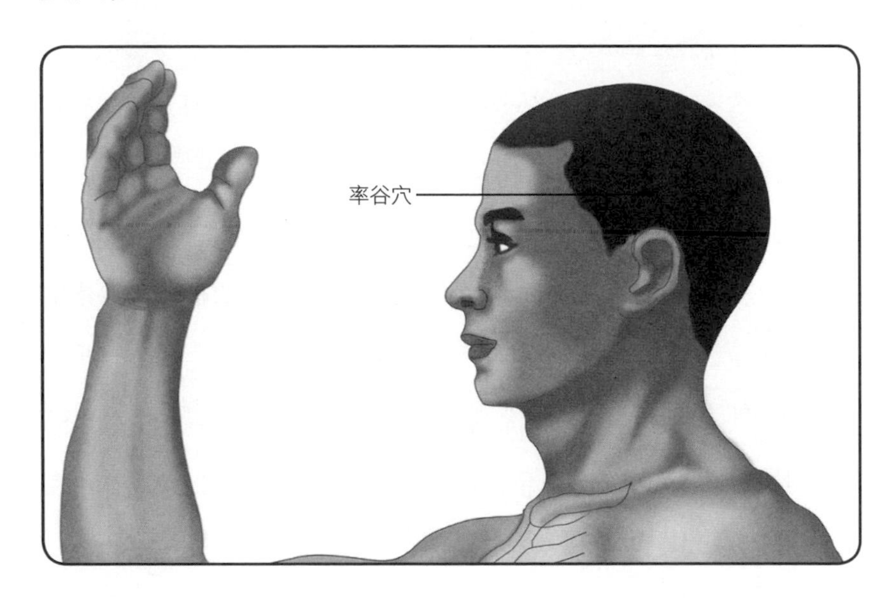


## 1 穴位概述

該穴出自《針灸甲乙經》。該穴屬足少陽膽經，是足太陽、足少陽之交會穴。該穴具有平肝熄風、通經活絡的功效。

## 2穴名釋義

「率」，古指捕鳥的網，用網捕鳥時網是從上罩下，此指膽經的氣血在此開始由陽變陰；谷，兩山所夾空隙也。該穴名意指膽經的水濕之氣在此吸熱後化為陽氣而上行天之上部。本穴物質為曲鬢穴傳來的弱小涼濕水氣，吸熱上行至本穴後達到其所能上行的最高點，水濕之氣開始吸濕併發生冷降的變化，如捕鳥之網從高處落下一般，故名。

## 2標準定位

耳尖直上，入髮際 1.5 寸。

## 3快速取穴

(1)側坐位，將耳部向前折，於耳翼尖直上入髮際 1.5 寸處。咀嚼時，按壓有肌肉鼓動。

(2)側坐位，先取角孫穴，角孫直上 2 橫指處，按壓有痠脹感。

## 4操作方法

用兩手的中指指腹按壓在穴位上，先用力向下點按 5 秒鐘，再旋轉按揉 10～15 分鐘，直到頭痛明顯減輕為止。

### 5主治功效

(1)該穴可治療精神神經系統疾病：偏頭痛，三叉神經痛，面神經麻痺，眩暈。

(2)該穴還可治療耳鳴、耳聾、頂骨部疼痛、胃炎、小兒高熱驚厥等疾病。

## ▶中渚穴——耳鳴耳聾按中渚

如今，耳鳴、耳聾的患者越來越多。據統計，歐洲每年有成千上萬的人因為經常戴耳機聽音樂而導致耳鳴、耳聾。如果不及時治療，會發展到難以逆轉的地步。「病時間時甚者，取之輸」，意思是病情時輕時重者可取經脈腧穴進行治療。耳鳴症狀常表現為時輕時重。中渚(ㄓㄨˇ)穴是三焦經上的腧穴，經常按揉，可以有效緩解耳鳴、耳聾的症狀。如果您是慢性耳聾患者，就要做好打持久戰的心理準備了。

### 1穴位概述

該穴出自《靈樞・本輸》。該穴屬手少陽三焦經，

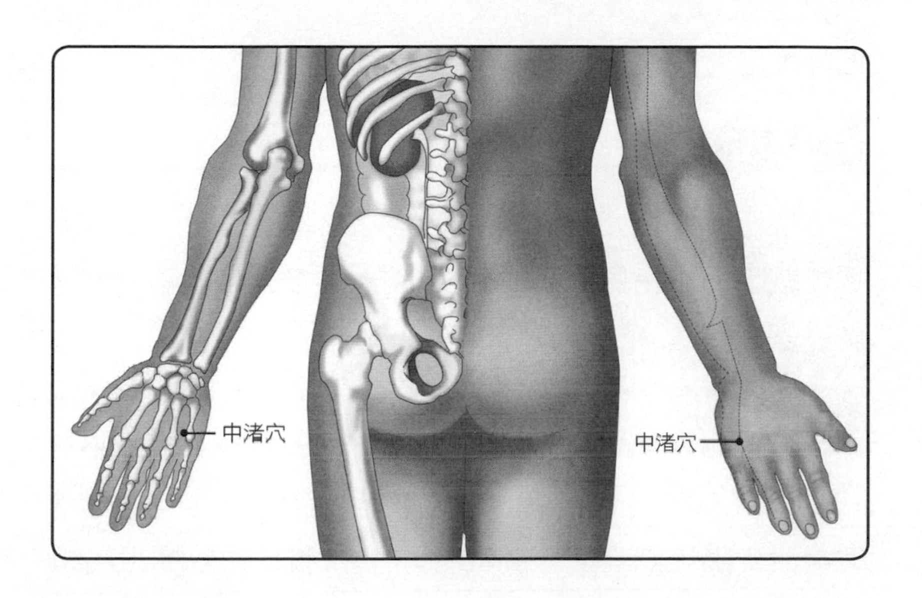


為本經之輸穴。該穴具有清熱通絡、開竅益智之功效。

## 2穴名釋義

渚，水中小洲也。該穴為三焦經腧穴，屬木。三焦水道似江，脈氣至此輸注留連，猶江中有渚，故名。

## 3標準定位

在手背部，握拳，第 4、5 掌骨小頭後緣之間凹陷中，液門穴後 1寸處。

## 4快速取穴

俯掌，握拳，在手背部第 4、5 掌指關節後可觸及凹陷，用力按壓有痠脹感即為本穴。

## 5操作方法

一手屈肘放於胸前，掌心向下，握拳；另一手反手握住該手的小指側，以拇指指尖掐揉該手的中渚穴，以感覺痠脹為準，掐揉1～2分鐘。雙手交替操作。

## 6主治功效

(1)本穴歸於手少陽三焦經，是其經氣所注之處，具有清泄少陽風熱實火、明目聰耳、利咽之功效，主治頭面五官疾患，如頭痛、目眩、目赤、目痛、耳聾、耳鳴等。

(2)本穴為三焦腧穴，「輸主體重節痛」，故有舒筋活絡、通痺止痛之功效，用於治療肩、背、肘、臂痛，手指不能屈伸，以及手臂紅腫等症。《席弘賦》云：「久患傷寒肩背痛，但針中渚得其宜。」

(3)該穴可治療外感疾患，如熱病汗不出、寒熱等病症。

(4)現代應用此穴治療運動系統疾病，如肩周炎、肩關節及其周圍組織疾患，以及肘、腕部關節炎等。

## ▶天柱穴——常按天柱不落枕

很多人晚上睡覺的時候還好好的，可是到第二天早上醒來時，卻發現脖子僵硬疼痛，頭也不能轉動了，甚至連帶著整個後腦勺和側頭部都疼痛，這便是落枕。一旦發生了這種情況，有沒有什麼穴位可以緩解呢？點按天柱穴，可以明顯緩解落枕帶來的不適。

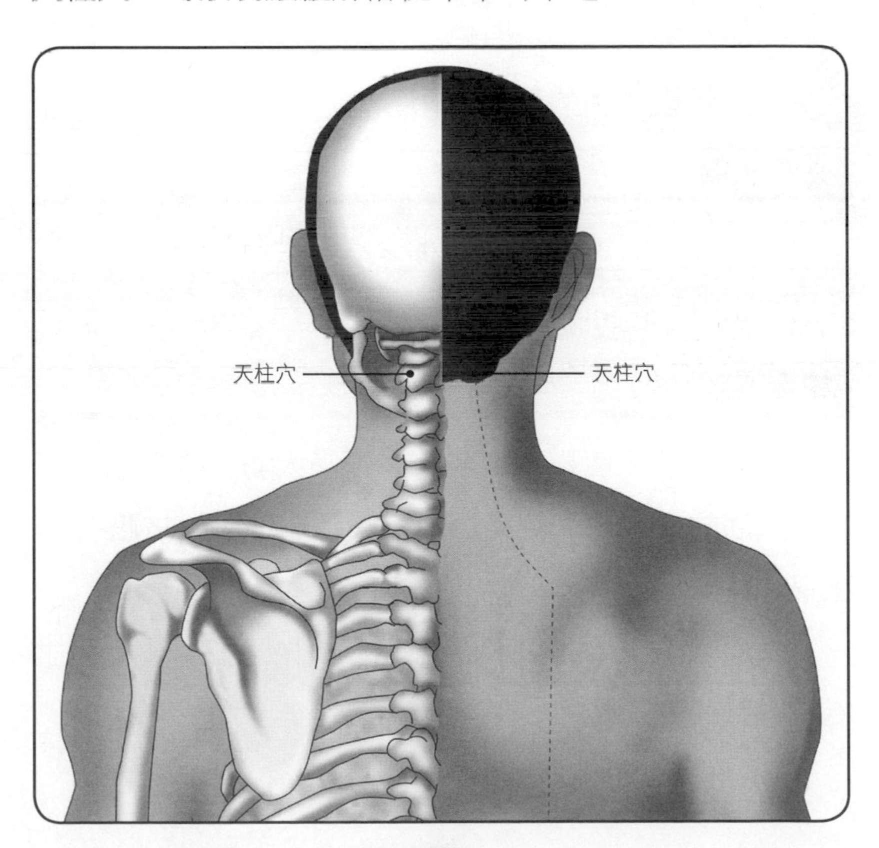

## 1穴位概述

該穴出自《靈樞・本輸》的「六次脈足太陽也，名曰天柱」。該穴屬足太陽膀胱經，具有清頭明目、強筋骨之功效。該穴是治療頭部、頸部、脊椎及神經類疾病的首選穴之一。

## 2穴名釋義

人體以頭為天，頸項猶擎天之柱。該穴在斜方肌起始部，天柱骨之兩旁，故名天柱。

## 3標準定位

在項部，筋（斜方肌）外緣之後髮際凹陷中，約當後髮際正中旁開 1.3 寸。

## 4快速取穴

(1)取坐位，觸摸頸後部，有兩條大筋（斜方肌），在該大筋的外側緣、後髮際緣可觸及一凹陷，按壓有痠脹感即為本穴。

(2)取坐位，後髮際中點上 0.5 寸，再旁開 1.3 寸處，按壓有痠脹感即為本穴。

## 5操作方法

端坐，舉起雙臂，雙手分別置於兩側後頭部，以大拇指指尖分別點揉兩側天柱穴。點揉時，指尖緊貼頭皮，避免與頭皮或頭髮形成摩擦。

點揉該穴時，力度要均勻、柔和、滲透，以有痠脹感為佳。每天早晚各一次，每次 3～5 分鐘，雙側天柱穴同時點揉。

## 6主治功效

(1)本穴歸於足太陽膀胱經，太陽主表，故有疏風散邪、解表止痛、開鼻竅之功效，主治頭痛、項強、鼻塞不聞香臭等病症。

(2)本穴有疏散風熱、明目利咽之功效，用以治療目赤腫痛、咽痛等症。

(3)本穴還有祛風濕、通經絡之功效，用於治療肩、背痛等症。

(4)現代常應用此穴治療神經系統疾病，如　症、神經衰弱、失眠；五官科疾病，如咽喉炎、慢性鼻炎、鼻出血；運動系統疾病，如頸椎病、腰扭傷等。

## ▶睛明穴——保護眼睛按睛明

眼睛是我們看世界的視窗。生活中，我們用得最多的人體器官就是眼睛了。現在 10 個人中就會有 7 個戴眼鏡，因為他們沒有保護好自己的眼睛，才會讓眼睛「受傷」。其實，我們面部有一個保護眼睛的神奇穴位——睛明穴，該穴位於目內眥，是眼淚出入的地方，是精氣彙聚而幫助眼睛感受光明的地方。該穴對於各種眼疾都有很好的治療作用，如上火導致的目赤腫痛，肝血

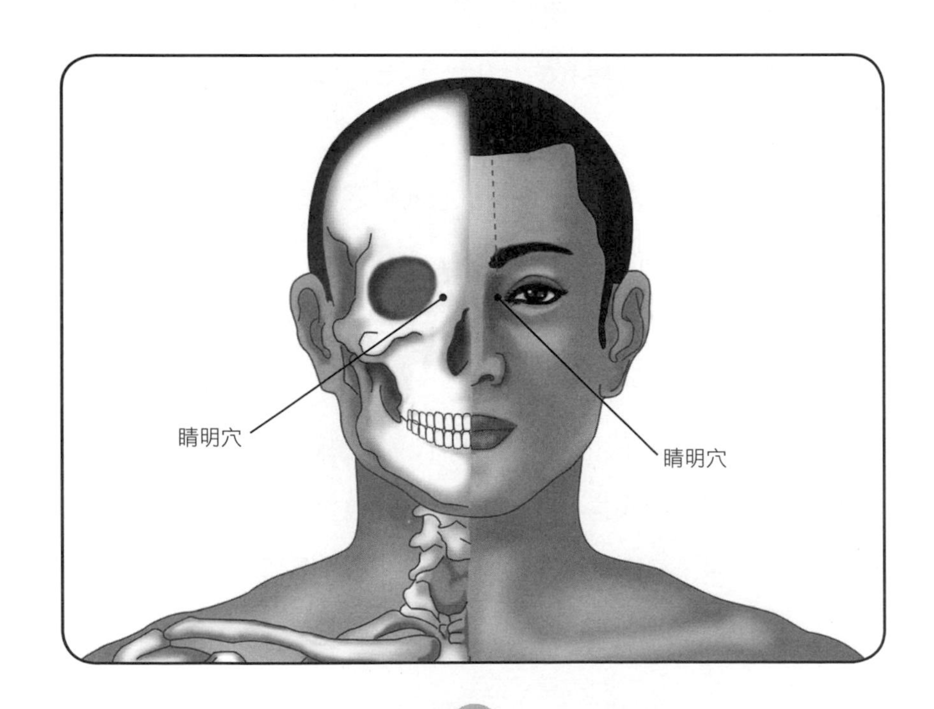

不足導致的視物不清、迎風流淚、目眩、結膜炎、夜盲、近視等。總之，若要保護好眼睛，治療眼疾，該穴不可或缺。

## 1穴位概述

該穴出自《針灸甲乙經》。該穴屬足太陽膀胱經，是手太陽、足太陽、足陽明及陰蹺脈、陽蹺脈之交會穴。該穴具有泄熱明目、祛風通絡的功效。

## 2穴名釋義

睛，眼睛；明，明亮。該穴在目內眥，主治目疾，善能明目，故名睛明。

## 3標準定位

在面部，目內眥角稍上方凹陷中。

## 4快速取穴

正坐位，目視前方，手置於內側眼角稍上方，輕輕按壓有一凹陷處，按壓有痠脹感即為本穴。

## 5操作方法

正坐，舉起雙手，指尖向上，掌心向內，以中指或食指指腹輕輕地點揉睛明穴。點揉時，指腹緊貼皮膚，不能與皮膚表面形成摩擦。點揉該穴時，力度要輕柔並滲透。每天早晚各一次，每次 3～5 分鐘，一般雙側睛明穴要同時點揉。

## 6主治功效

(1)本穴位居目內眥，歸足太陽膀胱經，具有疏散風熱、清肝明目、消腫止痛之功效，是治療目疾之要穴，主治目赤腫痛、迎風流淚、內眥癢痛、胬肉攀睛、目翳、目視不明、近視、夜盲、色盲等。《針灸大成》記載：「按東垣曰：『刺太陽、陽明出血，則目癒明。蓋此經多血少氣，故目翳與赤痛從內眥起者，刺睛明、攢竹，以宣洩太陽之熱。』」《玉龍歌》云：「兩眼紅腫痛難熬，怕日羞明心自焦，則刺睛明魚尾穴，太陽出血自然消。」

(2)本穴具有雙向調節的作用，不但適用於實證為患，對於肝腎不足所致的目疾，亦可配伍運用。

(3)現代常應用此穴治療眼科疾病，如近視、視神經炎、視神經萎縮、青光眼、視網膜炎、視網膜色素變性、結膜炎、角膜白斑等。

## ▶內庭穴——牙痛找內庭

相信很多人都有過牙痛的痛苦體驗。牙痛的原因有很多種，最常見的為齲病（齲齒）、牙髓炎等口腔疾病。然而面對牙痛，很多人會束手無策，只能手捂雙腮，疼得叫苦不休。卻不知，在我們足背部的第 2、3 趾之間有個穴位叫內庭穴，它是治療牙痛的特效穴。此穴尤其對於胃火引起的牙痛功效顯著。此穴是足陽明胃經的滎穴，「滎主身熱」，即滎穴尤其善於治療熱證。對於胃火引起的五官熱性病症，比如牙痛、咽喉腫痛、鼻出血等，以及胃腸炎導致的吐酸水、腹瀉、痢疾、便秘等，都屬於該穴的治療範圍。

### 1 穴位概述

該穴出自《靈樞．本輸》的「溜於內庭」。該穴是足陽明胃經的滎穴，具有清胃瀉火、理氣止痛的功效。

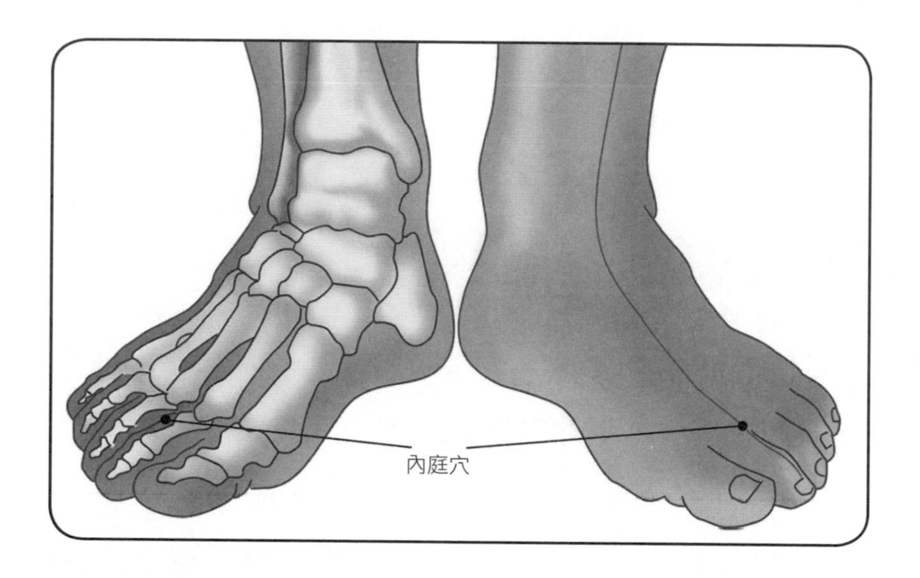


## 2穴名釋義

內，入也；庭，指門庭。當足背第 2、3 趾間的縫紋端。趾縫如門，喻穴在納入門庭之處，故名內庭。

## 3標準定位

在足背，第二蹠趾關節前方，當第 2、3 趾間縫的紋端處。

## 4快速取穴

正坐位，當第 2、3 趾間縫的紋端處，按之痠痛明顯即為本穴。

## 5操作方法

坐位屈膝，腰部前傾，用拇指指腹點揉內庭穴。點揉時，力度要均勻、柔和、滲透，不能與皮膚表面形成摩擦。每天早晚各一次，每次2～3分鐘，兩側內庭穴同時或交替點揉。

## 6主治功效

(1)本穴為足陽明胃經滎水穴，水能剋火，故有清泄胃火、利咽消腫、通絡止痛之功效，主治齒痛、咽喉腫痛、鼻出血等症。

(2)本穴歸於足陽明胃經，有通胃腑、泄熱邪、調理胃腸之功效，主治腹痛、腹脹、泄瀉、痢疾等症。如《玉龍歌》曰：「小腹脹滿氣攻心，內庭二穴要先針。」

(3)本穴還具有祛風通絡、消腫止痛之功效，用於治療口喎、足背腫痛等。現代常應用此穴治療五官科疾病，如牙痛、牙齦炎、扁桃腺炎；消化系統疾病，如胃痙攣、胃炎、急慢性腸炎；神經系統疾病，如面神經麻痺；其他，如下肢麻痺、趾蹠關節痛、三叉神經痛等。

# ▶耳門穴——緩解牙痛找耳門

「牙痛不是病，疼起來要人命」，這是民間的一句俗語。可見，牙痛看似小病，但其痛苦程度卻不得不引起我們的重視。對付牙痛，除了按壓內庭穴來緩解外，還可以透過按壓耳前的耳門穴來緩解。《百症賦》曰：「耳門、絲竹空，住牙痛於頃刻。」《針灸大成》曰：「主耳鳴如蟬聲，聤耳膿汁出，耳生瘡，重聽無所聞，齒齲，唇吻強。」

## 1穴位概述

該穴出自《針灸甲乙經》。該穴屬手少陽三焦經，具有開竅聰耳、泄熱活絡之功效。

## 2穴名釋義

該穴在耳屏上切跡前，主治耳鳴耳聾，其處猶耳之門戶，故而得名。

## 3標準定位

在面部，當耳屏上切跡的前方，下頜骨髁狀突後緣凹陷中，張口取穴。

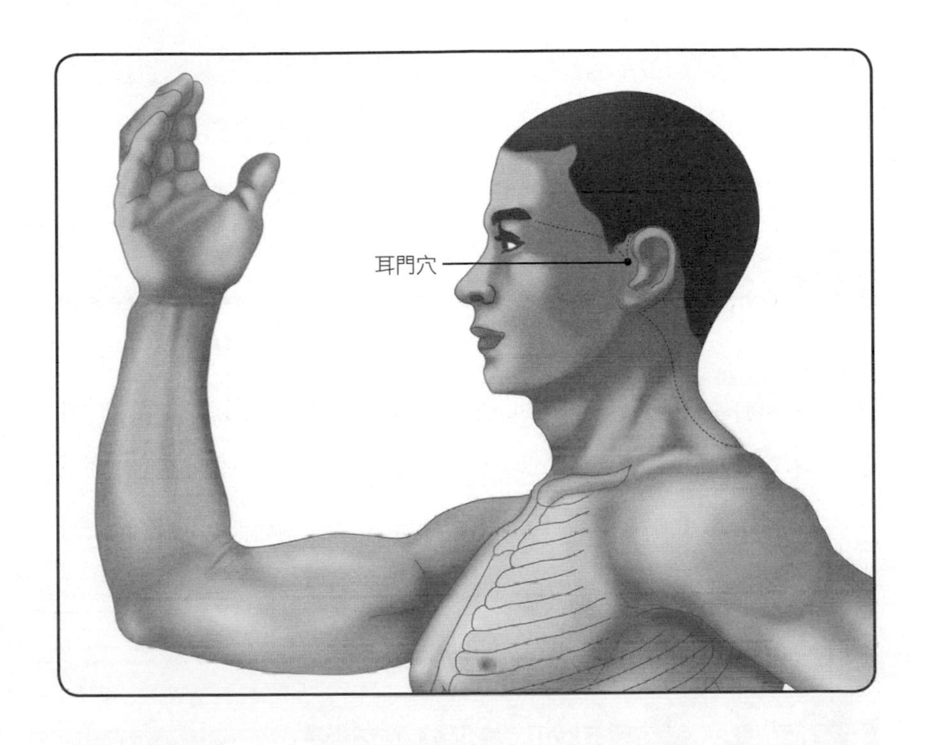


## 4快速取穴

(1)側坐位，微張口，耳朵前方，耳屏上方稍前的凹陷中，按壓有痠脹感即為本穴。

(2)側坐位，微張口，先取聽宮穴，當聽宮穴直上0.5寸的凹陷中，按壓有痠脹感即為本穴。

## 5操作方法

正坐，舉起雙手，指尖向上，掌心向內，輕扶頭部，四指放在面部兩側，以拇指指尖垂直按揉耳門穴，按之脹痛明顯，痛感可向耳內滲透。每天早晚各按揉一次，每次按揉1～3分鐘，可雙耳門穴同時按揉。

### 6主治功效

(1)本穴位居耳前上方，歸屬手少陽三焦經，具有清泄少陽相火風熱、聰耳竅、祛風消腫、通絡止痛之功效，主治耳鳴、耳聾、齒痛、頸頷腫、唇吻強急等。

(2)本穴可用於治療五官科疾病，如聾啞、耳鳴、中耳炎、顳頜關節炎、牙痛等。

## ▶承漿穴——口部疾病找承漿

嬰幼兒由於脾氣虛弱，加之牙齒沒有長全，很容易流口水，口水過多常常困擾著愛子心切的父母。那麼，有沒有一個好辦法來解決這一情況呢？不妨試著按揉一下承漿穴。承漿穴，顧名思義，就是承接口中央漿液的地方，位於下嘴唇下方（即頦唇溝）正中央的凹陷處。口部諸症都可以取承漿穴進行治療，如各種原因導致的流口水、口喎、牙齦腫痛等。

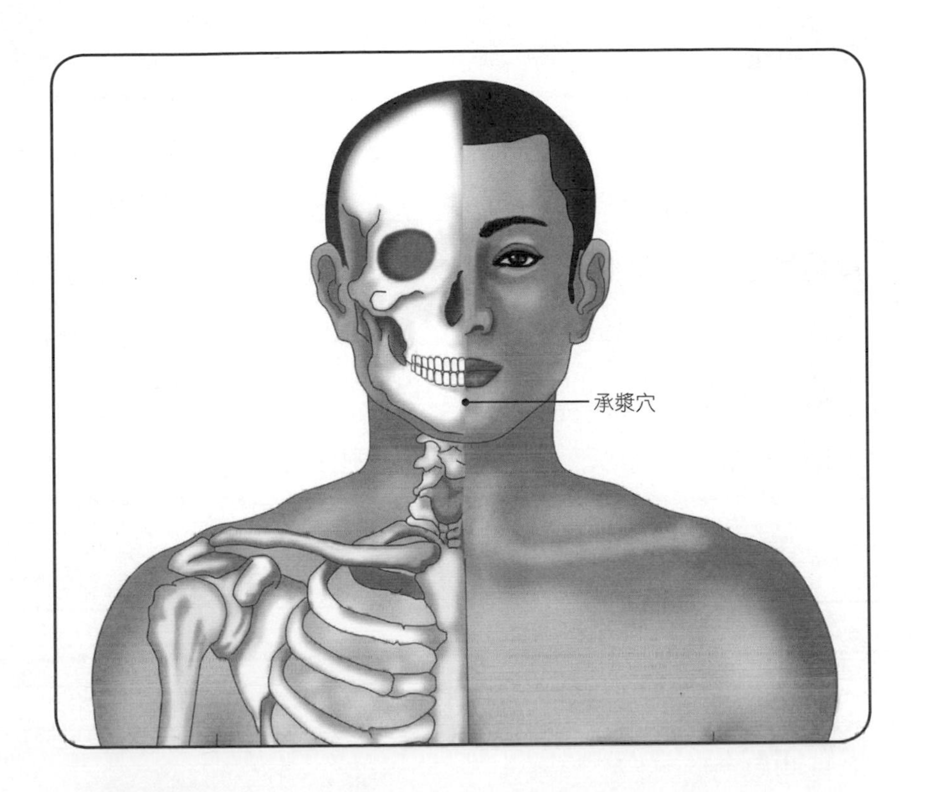


## 1 穴位概述

該穴出自《針灸甲乙經》的「承漿，一名天池，在頤前下唇之下，足陽明任脈之會，開口取之」。該穴是任脈與足陽明胃經的交會穴，具有生津斂液、舒筋活絡的功效。

## 2穴名釋義

承，承受也。漿，水與土的混合物。該穴名意指任脈的冷降水濕及胃經的地部經水在此聚集。本穴物質為胃經地倉穴傳來的地部經水以及任脈廉泉穴冷降的地部水液，至本穴後為聚集之狀，本穴如同地部經水的承托之地，故名。

## 3標準定位

在面部，當頦唇溝的正中凹陷處。

## 4快速取穴

(1)正坐位，口唇下方頦唇溝的正中凹陷處取穴，按壓有痛感。

(2)正坐或仰臥位，在面部口唇下 0.5 寸處，按壓有痛感即為本穴。

## 5操作方法

端坐位，以食指或中指指腹點揉承漿穴。點揉的力度要輕柔而能滲透，不可過度用力，以局部有痠脹感為佳。早晚各一次，每次點揉3～5 分鐘，雙手交替操作。

### 6主治功效

(1)任脈同督脈相交通，督脈通於腦，本穴歸於任脈，故有開竅醒腦、熄風止痙、祛風通絡之功效，主治腦卒中（中風）昏迷、癲癇、口眼喎斜、唇緊等。

(2)本穴歸於任脈，位於頦唇溝正中，為任脈、足陽明經交會穴，具有清熱通絡、消腫止痛之功效，主治面腫、齒痛、齦腫、流涎、口舌生瘡、暴喑不言等。

(3)現代常應用此穴治療神經系統疾病，如面神經麻痺、失語、腦血管疾病後遺症；其他，如牙齦炎、口腔潰瘍、糖尿病、小兒遺尿等。

## ▶商陽穴——咽喉腫痛找商陽

「咽喉腫痛，請用喉片。」這一廣告語已家喻戶曉。假如我們身邊沒有喉嚨之類的潤喉片，有什麼穴位可以幫助我們緩解疼痛嗎？手陽明大腸經的第一個穴位——商陽穴就是我們隨身攜帶的「喉片」。對於患有咽炎的人們，常按此穴可緩解疼痛。

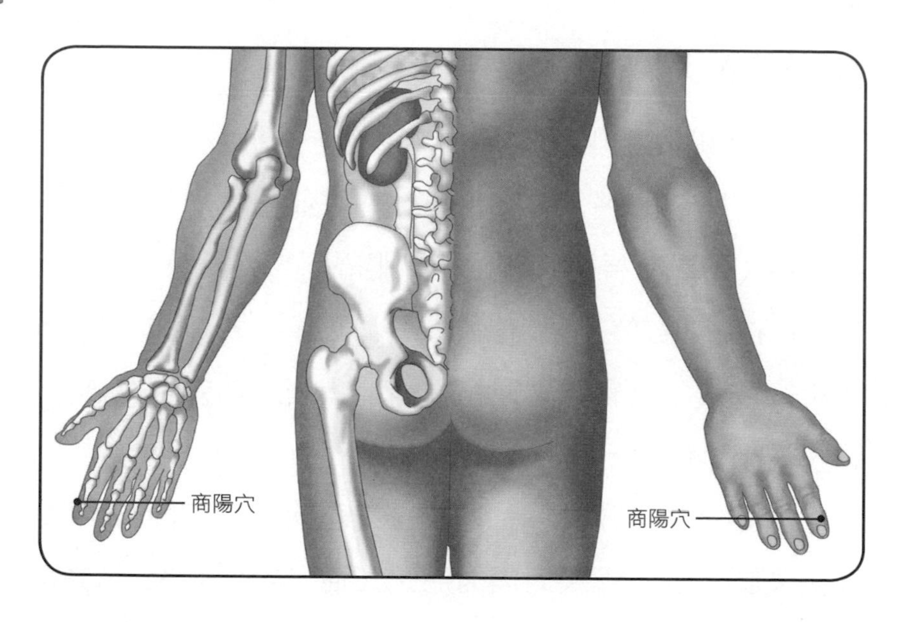


## 1穴位概述

該穴出自《靈樞・本輸》的「大腸上合手陽明，出商陽」。《針灸甲乙經》中稱其為絕陽。該穴屬手陽明大腸經，具有清瀉陽明、開竅醒神的作用。

## 2穴名釋義

本穴為手陽明大腸經之井穴，屬金。商，五音之一。大腸經與肺相合，行於陽分，又肺音商，金音商，故名商陽。

## 3標準定位

在食指橈側，距指甲根角 0.1 寸處。

## 4快速取穴

微握拳，食指前伸，食指指甲橈側與基底部各作一線，相交處便是該穴。

## 5操作方法

一手食指自然彎曲，另一手以拇、食二指夾住該食指，以施術手的大拇指指尖垂直掐按被施術手的商陽穴，疼痛感明顯。每次掐按 1分鐘，早晚各一次，注意不要掐破皮膚。

## 6主治功效

(1)本穴歸於手陽明大腸經，可清泄陽明火熱，調節大腸經氣，具有清熱瀉火、消腫止痛、解毒利咽、聰耳明目之功效，可治療頭面部諸多熱性疾患，如咽喉腫痛、頜腫、口乾、齒痛、耳鳴、耳聾、青盲內障等。

(2)本穴為大腸經井穴，具有清熱開竅、甦醒神志之功效，主治神志疾患，如突然暈倒、中風昏迷等。

(3)本穴具有祛風濕、通經絡、止痺痛之功效，可以治療本經脈所過部位的疾患，如肩、臂腫痛，食指麻木等。

(4)本穴還有泄熱散邪、發汗解表之功效，用於治療熱病汗不出、高熱等。

(5)現代常應用此穴治療五官科疾病，如牙痛、咽炎、喉炎、腮腺炎、扁桃腺炎、口腔炎等。

## ▶廉泉穴——聲音嘶啞找廉泉

聲音嘶啞是常見的一種症狀，多由於發音不當損傷了喉嚨，或者休息不足導致虛火上炎禍及喉嚨，或者吃了過於辛辣的食物導致火氣鬱結於喉嚨等所致。聲音嘶啞還常常伴有咽喉腫痛，以致嚥唾沫或涼水都覺得疼痛，嚴重者由於疼痛而不能說話，看似小病，卻讓人異常痛苦。那麼，當出現這種情況時，應該怎麼辦呢？在喉結上方，舌骨體上緣的中點處有一穴位叫廉泉穴，可以解決這種痛苦。用拇指點揉該穴，可感覺口中津液慢慢滲出，咽喉得到津液的滋潤，症狀很快就能得到緩解。

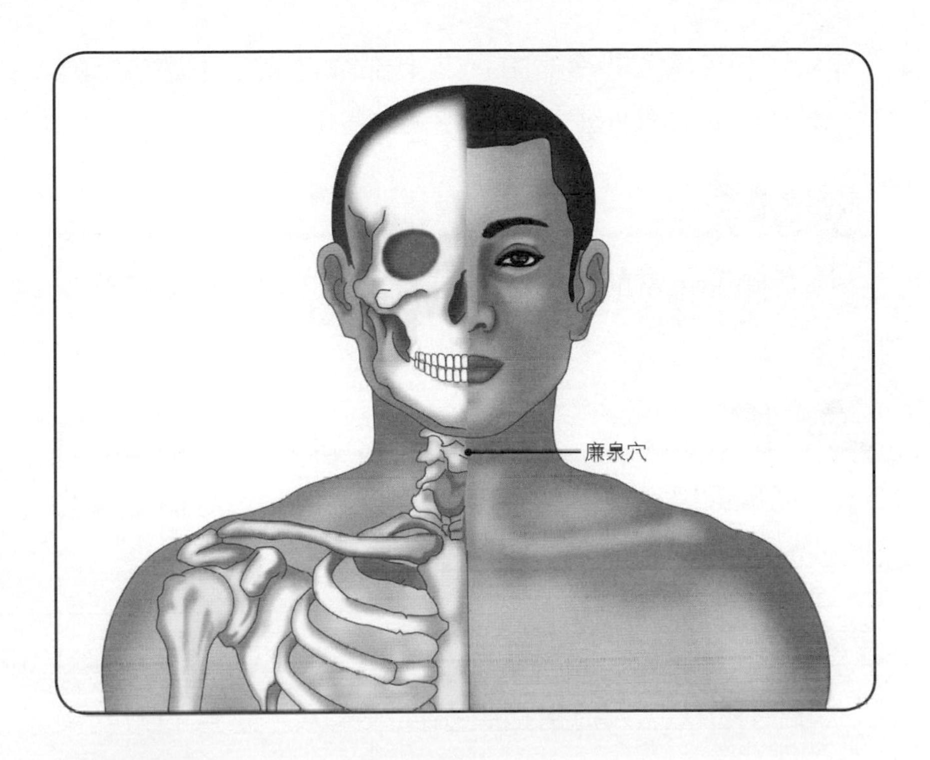


## 1穴位概述

該穴出自《靈樞・刺節真邪》。該穴屬任脈，為陰維脈、任脈之交會穴，具有利喉舒舌、消腫止痛之功效。

## 2穴名釋義

廉，廉潔、收斂之意。泉，水也。該穴名意指任脈氣血在此冷縮而降。本穴物質為天突穴傳來的濕熱水汽，至本穴後散熱冷縮由天之上部降至天之下部，本穴如同天部水濕的收斂之處，故名。

## 3標準定位

在頸部，當前正中線，喉結上方，舌骨體上緣的中點處。

## 4快速取穴

正坐仰靠，當前正中線，喉結上方，舌骨體上緣的中點處，按之有痠脹感即為本穴。

## 5操作方法

端坐位，以大拇指指腹點揉廉泉穴。點揉的力度要均勻、柔和、滲透，使力量達到深層局部組織。早晚各一次，每次點揉 3～5 分鐘，可雙手交替操作。

## 6主治功效

(1)本穴歸於任脈，位於喉舌之間，具有清熱祛風、化痰開竅、通利舌咽之功效，主治舌下腫痛、舌根急縮、舌縱涎出、舌強、口舌生瘡、暴喑、咽喉腫痛、聾啞等。

(2)本穴具有宣肺化痰、止咳平喘之功效，用於治療咳嗽、氣喘等。

(3)現代常應用此穴治療五官科疾病，如舌肌麻痺、咽炎、舌炎、喉炎、扁桃腺炎；其他，如聾啞、中風失語、聲帶麻痺、舌根部肌肉萎縮、氣管炎、支氣管哮喘等。

## ▶照海穴——咽炎按照海

一些說話多的人容易嗓子疼，甚至引起咽炎，照海穴可以緩解嗓子疼的症狀。照海穴是足少陰腎經上的一

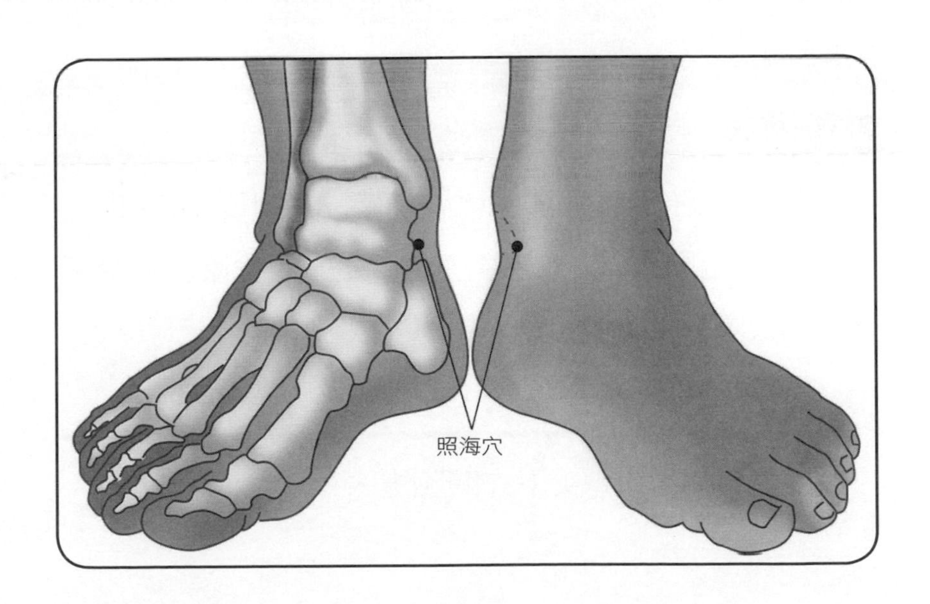

個重要穴位。該穴善於滋陰，可滅上炎之虛火。比如，慢性咽炎一般是由於實火長期灼燒陰津，陰液虧少，不能克制上炎之虛火而形成。慢性咽炎治療起來比較棘手，常反覆發作。但是，經常按揉照海穴，可使上炎的虛火下降，使咽喉得到津液的滋養，從而緩解症狀，甚至得以治癒。

## 1穴位概述

該穴出自《針灸甲乙經》的「照海，陰蹺脈所生，在足內踝下一寸，刺入四分，流六呼，灸三壯」。該穴屬足少陰腎經，為八脈交會穴之一，具有滋陰清熱、調經止痛的功效。

## 2穴名釋義

照，同昭，含明顯之意；海者，百川之所歸也。該穴在足內踝下一寸，為陰蹺之所生，足少陰脈氣歸聚處。因穴處脈氣明顯，闊大如海，故名。

## 3標準定位

在足內側，內踝尖下方凹陷處。

## 4快速取穴

正坐或仰臥位，在足內側，由踝尖垂直向下推，至其下緣凹陷處，按壓有痠脹感即為本穴。

## 5操作方法

坐位屈膝，以大拇指指腹點揉照海穴。點揉的力度要均勻、柔和、滲透，使力量到達深層局部組織，以有痠痛感為佳。早晚各一次，每次點揉 3～5 分鐘，兩側照海穴交替點揉。

## 6主治功效

(1)本穴歸足少陰腎經，腎者屬水、性寒涼，故有滋腎陰、降虛火、利咽消腫之功效，主治咽喉乾痛、梅核氣、目赤腫痛、暴喑等。

(2)腎經聯絡心臟，交於厥陰心包經。本穴歸於腎經，又為八脈交會穴之一，通於陰蹻脈，陰蹻盛主目而欲睡，故有補腎健腦、安神定志之功效，主治失眠、嗜臥、驚恐不寧等。

(3)本穴還有溫腎陽、補腎氣、益精血之功效，用於治療月經不調、痛經、帶下、陰挺、陰癢、小便頻數等。

(4)現代常應用此穴治療五官科疾病，如慢性咽炎、扁桃腺炎、鼻咽管炎；婦科疾病，如子宮脫垂、陰道炎；神經系統疾病，如神經衰弱、精神分裂症、癔症、癲癇等。

## ▶合谷穴——面口合谷收

現在，面癱的發病率越來越高。這種病起病很突然，發病前患者通常沒有明顯不適，往往是急性發作。本病內因是由於精神緊張或過度勞累導致機體免疫力低下，外因是感受風寒——著了冷水或吹了冷風所致。現代醫學發現，按揉合谷穴可以調理面部的健康狀況，證實了古人所概括的「面口合谷收」這句話。所謂「面口合谷收」，即是說凡是頭部、面部的疾病，像頭痛、牙痛、發熱、口乾、流鼻血、頸痛、咽喉痛，以及其他五官科疾病，如瘡、癬、疥、癩等，透過刺激合谷穴都可以得到緩解和治療。治療面癱，合谷更是必取之穴。合谷穴在它的諸多功效中最擅長止痛。因為這個穴位經氣旺盛，止痛效果好，所以它就好像我們身體上的「止痛片」，不管什麼原因的痛症，都可以用大拇指掐按這個穴位來止痛。

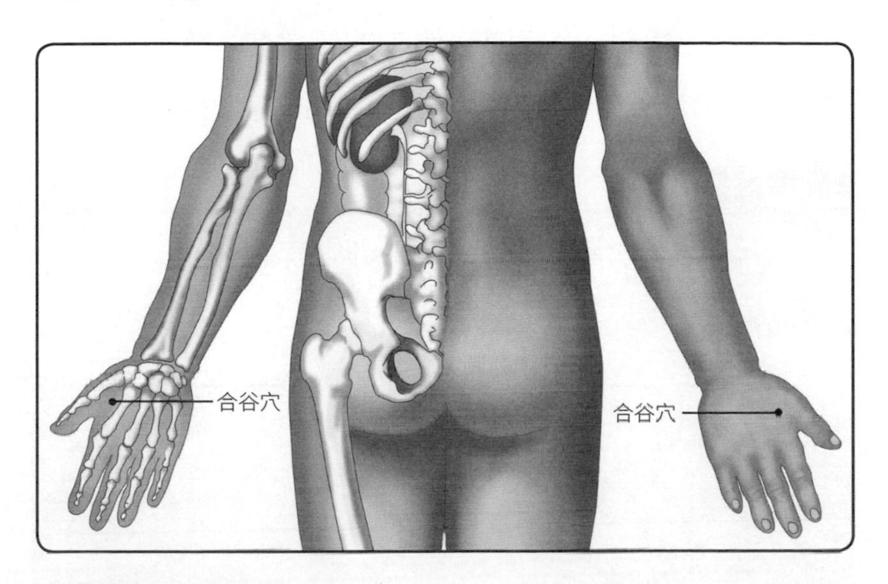


## 1穴位概述

本穴出自《靈樞．本輸》。《針灸甲乙經》又稱其為虎口。合谷為手陽明大腸經之原穴，具有鎮靜止痛、通經活絡、解表泄熱的作用。

## 2穴名釋義

合，匯也，聚也；谷，兩山之間的空隙也。合谷穴名意指大腸經氣血彙聚於此，並形成強盛的水濕風氣場。本穴物質為三間穴天部層次橫向傳來的水濕雲氣，行至本穴後，由於本穴位處於手背第 1、2 掌骨之間，肌肉間隙較大，因而三間穴傳來的氣血在本穴處彙聚，彙聚之氣形成強大的水濕雲氣場，故名合谷。

## 3標準定位

位於手背，第 1、2 掌骨之間，約平第 2 掌骨橈側之中點處。

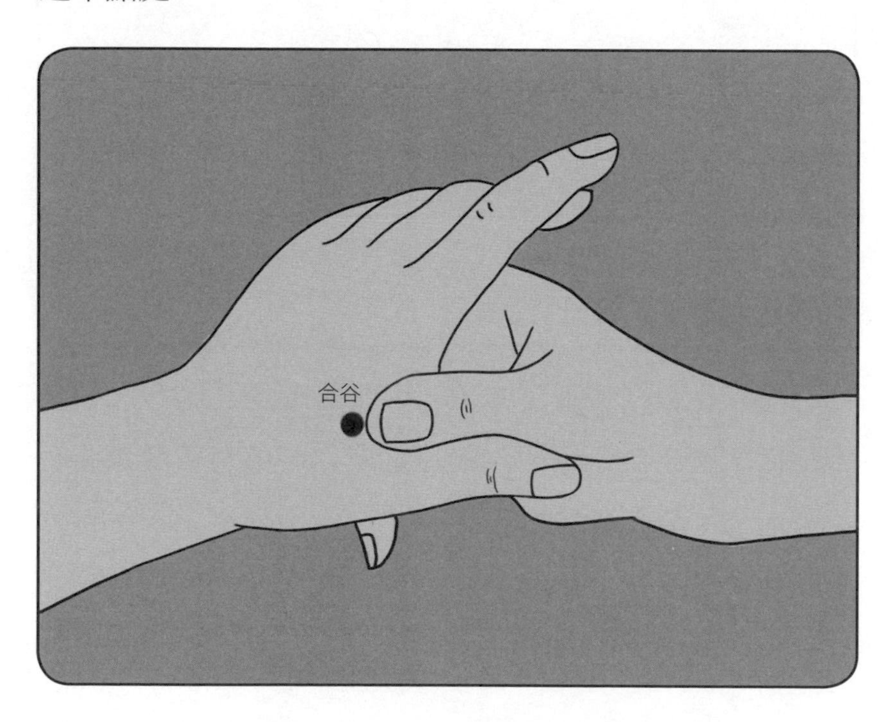

## 4快速取穴

一手拇、食兩指張開，以另一手的拇指指骨關節橫紋放在指蹼緣上，拇指指端到達處取穴。

## 5操作方法

一手拇、食指張開，以另一手的拇指垂直掐按合谷穴，局部有痲痠脹痛的感覺，甚至向食指外側端或者向手臂外側前緣放射。每次掐按 2～3 分鐘，早晚各一次，左右手交替操作。

## 6主治功效

(1)本穴為手陽明大腸經之原穴，大腸經與肺經相表裡，故能調節肺氣，主治外感疾患，如發熱惡寒、頭痛、汗出傷風、咳嗽、哮喘、咽喉腫痛等。

(2)手陽明大腸經循行於面部，可主治五官疾病，如牙關緊閉、口眼喎斜、面腫、三叉神經痛、頭痛目眩、鼻塞、目赤腫痛、口瘡、口噤、舌痛等。

(3)本穴還可治療胃腸疾患，如胃痛、泄瀉、便秘等。

(4)手陽明為多氣多血之經，該穴還是治療婦科疾患的常用穴，主治婦人疾患，如月經不調、痛經、經閉、滯產、胎衣不下、惡露不止、乳少等。

(5)本穴還是治療肩、頸、上肢麻木疼痛的要穴。

# 第三章　頸肩臂部止痛特效穴

頸、肩、臂部的疼痛多來自頸椎病、肩周炎、手腕扭傷等疾病，尤其是患有頸椎病、肩臂痛等的人群已經逐步年輕化，嚴重地影響著人們的身心健康。如何快速解決這些不適，本章將告訴你一些緩解疼痛的小妙招。

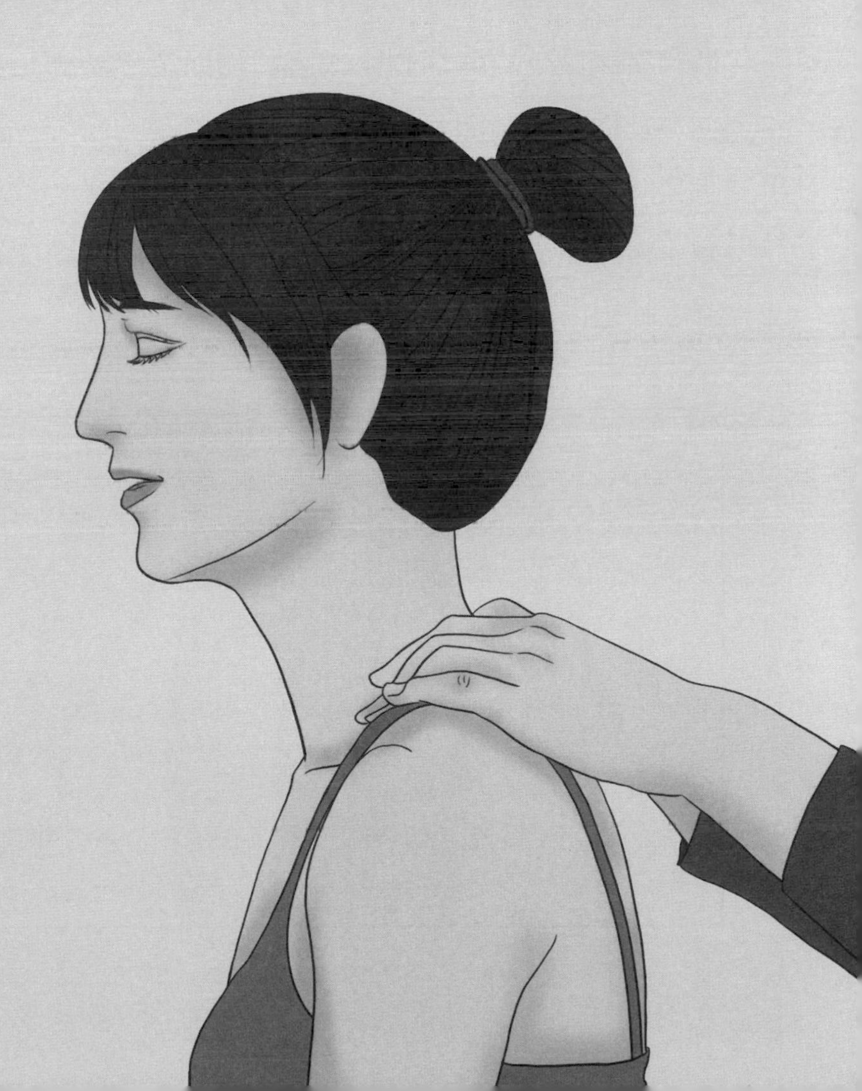

## ▶陽池穴——手腕扭傷按陽池

人的關節是身體中活動最多的地方，也是最容易磨損的地方，尤其是手腕。腕關節扭傷在生活中很常見。如不小心跌倒，手掌或手背猛力撐地，迫使腕部過度背伸、掌屈以及旋轉活動，或因持物而突然旋轉（如擰螺絲）及伸屈腕關節等，引起腕關節周圍的韌帶、筋膜、肌腱的扭傷或撕裂傷，都稱為腕關節扭傷。一般來說，發生腕關節扭傷後，若傷勢不嚴重，可以在家療養。治療手腕扭傷、手腕痠痛、關節腫痛最有效的方法是指壓

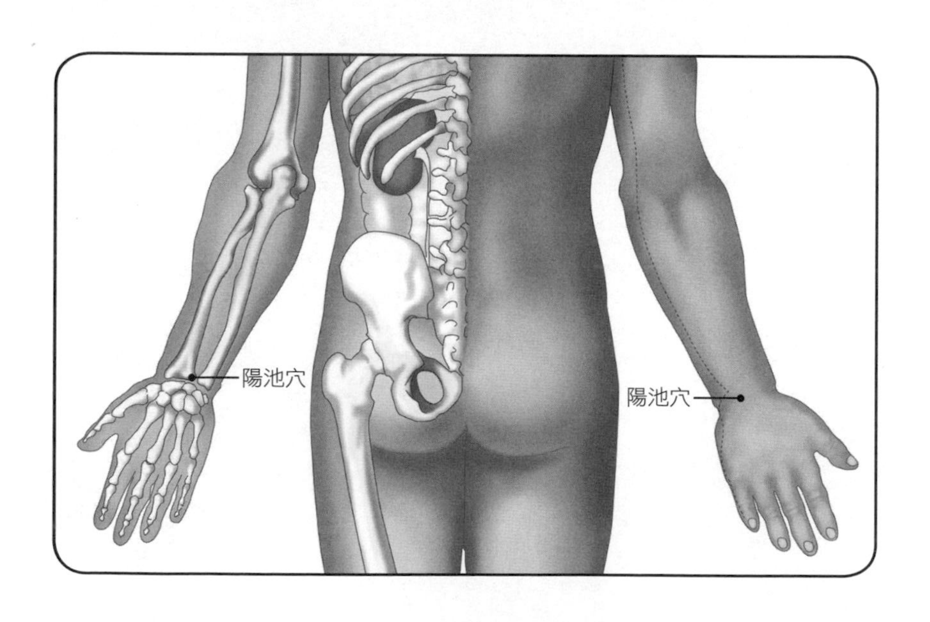

陽池穴。

## 1穴位概述

該穴出自《靈樞·本輸》。該穴為手少陽三焦經之原穴，具有清熱通絡、通調三焦、益陰增液、生發陽氣、溝通表裡的功效。

## 2穴名釋義

陽，天部陽氣也；池，屯物之器也。該穴名意指三焦經氣血在此吸熱後化為陽熱之氣。本穴物質為中渚穴傳來的弱小水濕之氣，至本穴後，受外部傳入之熱，此水氣吸熱脹散而化為陽熱之氣，如陽氣生發之池，故名。

## 3標注定位

在腕背部橫紋中，指總伸肌腱的尺側緣凹陷處。

## 4快速取穴

(1)微屈指，沿手背部第 4、5 掌指關節向上至腕背側橫紋處可觸及一凹陷，用力按壓有痠脹感即為本穴。

(2)微屈指，腕背橫紋中，當指總伸肌腱與小指固有肌腱之間，按壓有痠脹感即為本穴。

## 5操作方法

以手腕為中心，往不痛之處彎曲，一邊吐氣，一邊用拇指強壓此穴10秒鐘再放手，如此重複 3 次，指壓後腫消、痛止。

## 6主治功效

(1)此穴可治療耳聾、目赤腫痛、喉痺等五官科疾病。

(2)此穴可治療手腕部損傷、前臂及肘部疼痛、頸肩部疼痛等運動系統疾病。

(3)此穴可治療流行性感冒、風濕病、糖尿病等。

(4)此穴還可緩解女性手腳冰涼等症。

# ▶手三里穴——手臂不適按手三里

隨著人們飲食結構的改變，高蛋白質、高脂肪的飲食給當代醫學帶來了很多難題，比如中醫所稱的中風，若治療不當或不及時都會留下後遺症——半身不遂。其中，對於上肢不遂者，針灸醫生每每都會取手三里穴進行治療。同樣，經常按摩手三里，對上肢不遂也能起到

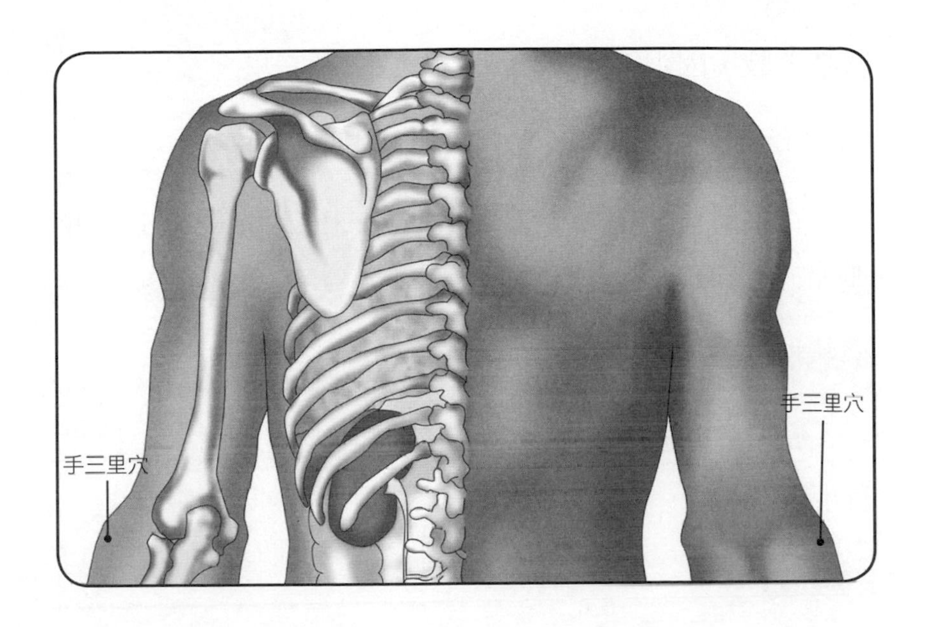


緩解和治療的作用。其實，任何情況下出現手臂麻、疼或者其他不舒適感，都可以透過按揉手三里穴得以緩解。古代文獻中的記載也多以手三里穴治「手臂不仁，肘攣不伸」，「肘臂痠痛，屈伸難」等。

## 1穴位概述

該穴出自《針灸甲乙經》。該穴屬手陽明大腸經，具有通經活絡、清熱明目、調理腸胃之功效。

## 2穴名釋義

手，上肢；三，數詞；里，古代有以里為寸之說。

穴在上肢，因距手臂肘端 3 寸，故名手三里。

## 3標準定位

在前臂背面橈側，當陽溪穴與曲池穴的連線上，曲池穴下 2 寸處。

## 4快速取穴

屈肘 90°，肘橫紋外側端外凹陷中即是此穴，按壓有痠脹感。

## 5操作方法

一手屈肘放於胸前，另一手屈肘用大拇指垂直彈撥該手臂的手三里穴。彈撥時，用手臂發力，帶動腕部活動，不可直接用腕部發力，以免造成腕部損傷。彈撥該處痠痛感明顯。每次彈撥 3～5 分鐘，早晚各一次，雙手交替操作。

## 6主治功效

(1)本穴有舒筋通絡、袪風濕散寒之功效，主治上肢不遂、肩臂痛、肘攣等。

(2)本穴有疏散風熱、消腫止痛之功效，用以治療頰腫、舌痛、失音等。

(3)本穴歸手陽明大腸經，有理腸胃、消積滯、通腑氣的作用，用於治療腹脹、嘔吐、泄瀉等症。

(4)彈撥手三里對消除針刺不當引起的不適感有效。

(5)現代常應用此穴治療運動系統疾病，如肩臂痛、上肢麻痺、半身不遂；消化系統疾病，如潰瘍病、腸炎、消化不良；五官科疾病，如牙痛、口腔炎；其他，如頸淋巴結結核、面神經麻痺、感冒、乳腺炎等。

## ▶陽溪穴——腕臂疼痛找陽溪

現如今，很多辦公室一族每天的工作都離不開電腦，頻繁地敲擊鍵盤，使得很多人感到手腕疼痛；還有些人由於工作的需要，手經常接觸冷水，時間一長，手腕關節感到疼痛，有時這種疼痛很嚴重，甚至夜間疼痛得難以入睡。對於腕關節的疼痛，在其外側有一個很重要的穴位——陽溪穴，經常按揉此穴可以緩解疼痛。《千金方》中稱該穴可「主腕臂外側痛不舉」。

### 1穴位概述

該穴出自《靈樞・本輸》。該穴為手陽明大腸經之

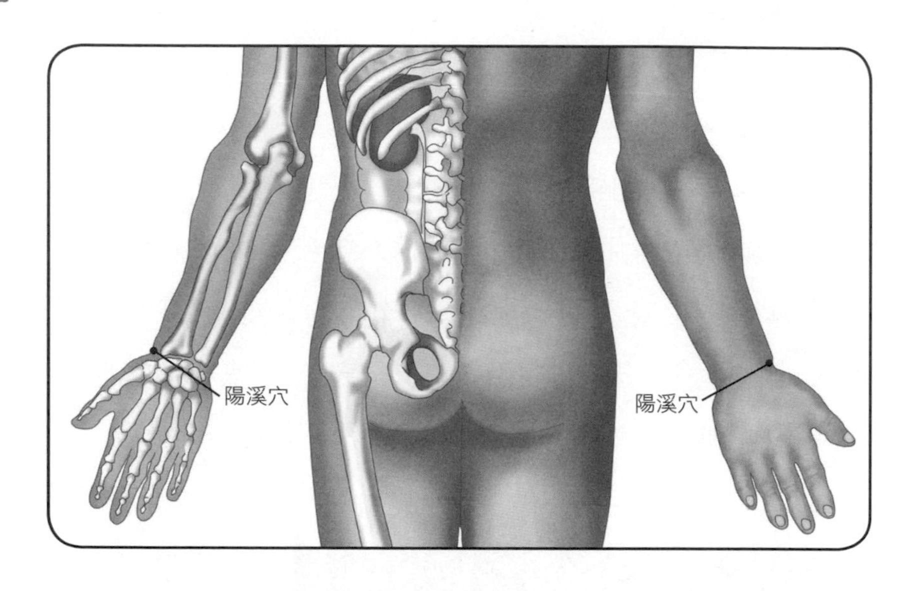


經穴，具有清熱散風、通利關節的功效。

## 2穴名釋義

手背為陽，筋骨間凹陷處類似山溪。該穴在兩骨、兩筋（拇短伸肌腱與拇長伸肌腱）之間凹陷處，穴當陽位，故名陽溪。

## 3標準定位

在腕背橫紋橈側端，當拇短伸肌腱與拇長伸肌腱之間的凹陷處。

## 4快速取穴

(1)在手腕背側，當手拇指上翹時，在拇短伸肌腱與拇長伸肌腱之間有一凹陷處，按壓有痠脹感即為本穴。

(2)將手掌側放，拇指伸直向上翹起，在腕背橈側，手腕橫紋上側有一凹陷處，按壓有痠脹感即為本穴。

## 5操作方法

端坐俯掌，一手自然彎曲，用另一手四指握住手背，拇指點揉該手陽溪穴，痠脹感明顯並向大拇指背側走竄，每次點按 2～3 分鐘，早晚各一次，左右手交替操作。

## 6主治功效

(1)本穴為手陽明大腸經之經穴，具有清熱散風、通經活絡之功效，主治頭面、五官疾患，如頭痛、目赤腫痛、耳聾、耳鳴、鼻出血、齒痛、咽喉腫痛、舌痛。

(2)本穴還有通腑泄熱、定驚安神之功效，主治神志病，如熱病心煩、癲狂、癇症、狂言、善笑。

(3)本穴位居腕關節，具有舒筋利節、通經活絡的作用，可以治療手腕痛，五指拘急。

(4)現代常應用此穴治療五官科疾病，如鼻炎、耳聾、耳鳴、結膜炎、角膜炎；神經系統疾病，如面神經麻痺、癲癇、精神病等。

## ▶大包穴——類風濕痛按大包

近年來，類風濕性關節炎的發病率越來越高，20～45 歲的女性較為多見。起病時，首見早晨起床後關節活

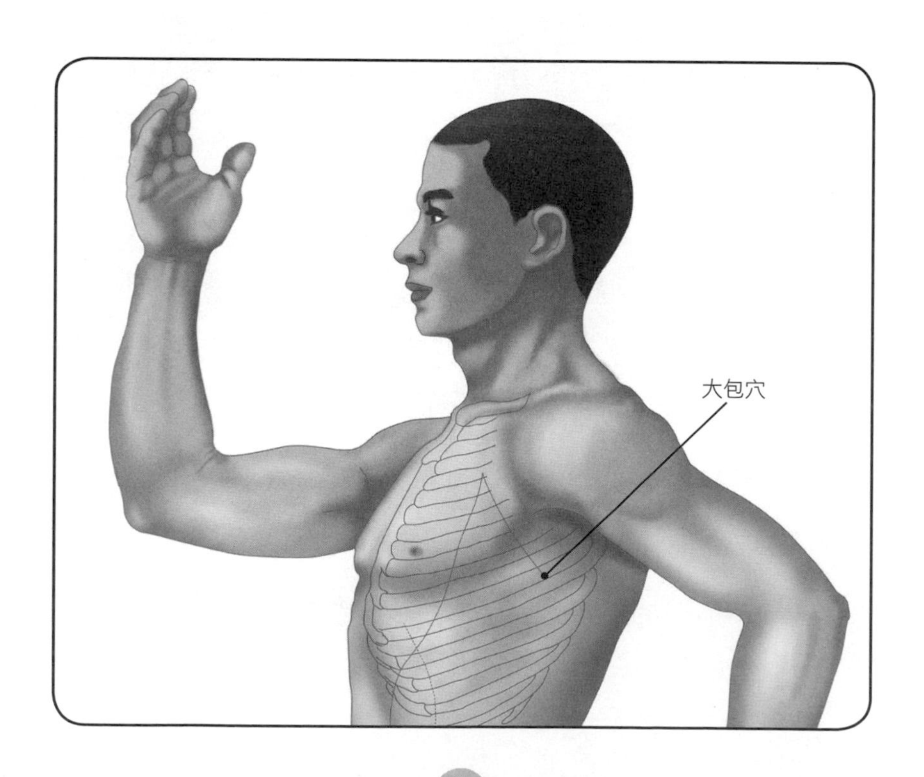

動不靈，起床活動後有所改善，並伴有多個關節呈對稱性的關節炎，以手、足、腕、踝及顳頜關節等為主，嚴重者可致殘障。

中醫認為，類風濕性關節炎多以正氣不足為本，感受風寒濕邪所致，其邪阻礙經脈，導致氣滯血瘀、經絡不通，不通則痛。而且久病必虛，氣血不足以養經絡筋骨，不榮則痛。同時，邪與瘀血、痰濕互結，難解難去，病程必定長而纏綿。中醫有「初病在經，久痛入絡」之說。類風濕患者可經常按揉大包穴，有助緩解疼痛。 大包穴屬足太陰脾經，為「脾之大絡」。

中醫認為，此大絡穴有「總統陰陽諸絡、灌溉五臟六腑、無所不包」之意。刺激大包穴能起到健脾養血、通經活絡、除濕化痰、袪瘀止痛之功效，適用於治療類風濕性關節炎、風濕性關節炎、骨質退行性變等引起的關節疼痛、疲軟、乏力等病症。臨床上，運用大包等穴位結合治療早期類風濕性關節炎，能有效緩解其關節疼痛和活動功能，並防治關節畸形。

## 1穴位概述

該穴出自《靈樞．經脈》。該穴屬足太陰脾經，為脾之大絡（穴）。該穴具有統血養經、寬胸止痛之功效。

## 2穴名釋義

大，穴內氣血涉及的範圍為大、為廣也。包，裹也、受也。本穴物質為大包穴上部區域流落下來的地部經水，因本穴位處肉之陷的低地勢點，地部的泥水混合物在本穴彙聚並由本穴的地部孔隙內傳脾臟，氣血物質在此有如收裹之狀，故名大包。

## 3標準定位

腋中線上，腋窩下 6 寸，第 6 肋間隙中。

## 4快速取穴

仰臥位，在腋中線上，於第 6 肋間隙，按壓有痠脹感即為本穴。

## 5操作方法

患者正坐側身，平靜呼吸，右手食指及中指指腹點按左側大包穴，按而揉之，使大包穴處產生明顯的痠、痲、重、脹感，最後用掌心輕揉、輕輕拍打腋下側放鬆。左右兩側交替進行，按揉 10～15 分鐘，每天 1～2 次。

### 6主治功效

(1)本穴主治胸、肺、脅肋部疾患，如脅痛、心內膜炎、肋間神經痛、氣喘、全身疼痛、四肢無力等。

(2)現代常應用此穴治療哮喘、肺炎、胸膜炎、肋間神經痛等。

## ▶風池穴——頸椎疼痛按風池

脊椎病是中老年人的常見病、多發病，隨著人們生活習慣和生活方式的改變，近年來有低齡化的發展趨勢。現如今的很多年輕人，由於坐姿不當，長時間地久坐久視，再加上空調冷風的侵襲，所以很容易患上頸椎病。頸椎病輕者可引起頸項部疼痛，肩背及上肢放射性疼痛、麻木，累及椎動脈及交感神經時可出現頭暈、心慌、視物不清、耳鳴等症狀；重者可出現脊椎受壓症狀，導致肢體功能失常，甚至大、小便失禁等。

想要擺脫頸椎病的困擾，除了要有一個健康的生活習慣與作息習慣之外，人們還可以透過中醫按摩穴位的方式來緩解並治療頸椎病。中醫認為，風池穴是防治頸椎疼痛的養生要穴，常按風池穴有舒經活絡、解痙止痛的作用，對預防和治療因頸椎病、頸肩綜合症、落枕等引起的頸部痠痛等有很好的療效。

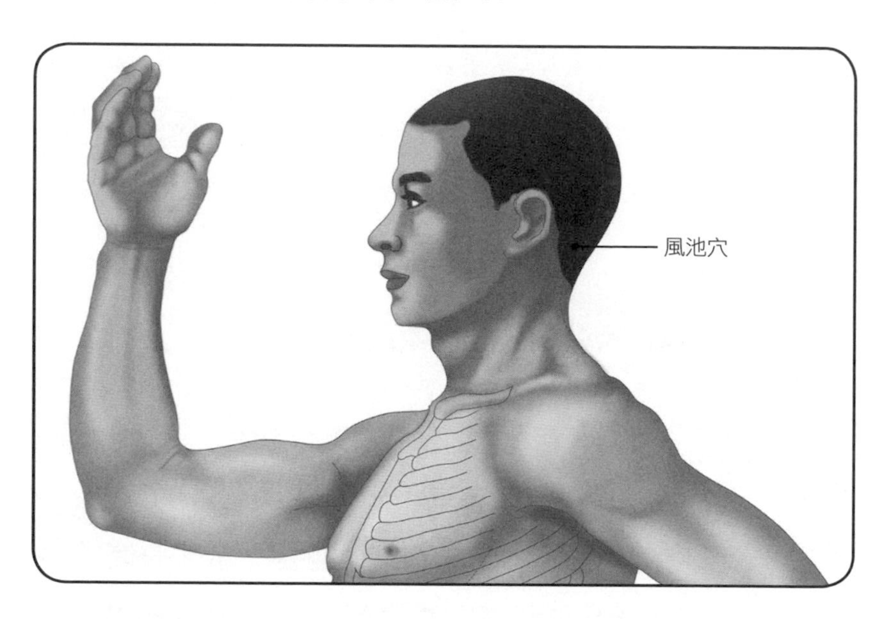


## 1穴位概述

該穴出自《靈樞‧熱病》。該穴屬足少陽膽經，為足少陽經、陽維脈之交會穴，具有平肝熄風、祛風解毒、通利官竅之功效。

## 2穴名釋義

「風」，指風邪；「池」，意為池塘，這裡指凹陷。本穴位於頸後，是風邪易於侵犯的地方，故名。

## 3標準定位

在項部，當枕骨之下，與風府相平，胸鎖乳突肌與斜方肌之間的凹陷處。

## 4快速取穴

坐位，後頸部，枕骨下，兩條大筋外緣凹陷中，與耳垂齊平。指腹揉壓此穴，從耳後到頭部兩側會感覺疼痛。

## 5操作方法

用拇指指腹或食指、中指兩指併攏或應用按摩棒等，用力環行揉按風池穴，同時頭部盡力向後仰，以局部出現痠、沉、重、脹感為宜。每次按揉 10 分鐘，早晚各按一次，急性期時可增加按摩次數。

## 6主治功效

本穴為治療頭、眼、耳、口、鼻、腦、神志疾患，以及上肢疾患的常用要穴。該穴可治療以下疾病：

(1)循環系統疾病：腦卒中，高血壓，腦動脈硬化，無脈症。

(2)五官科疾病：電光性眼炎，視網膜出血，視神經

萎縮，鼻炎，耳聾，耳鳴，甲狀腺腫大吞咽困難。

(3)精神神經系統疾病：癲癇，失眠。

(4)運動系統疾病：落枕，肩周炎，卒中後遺症，足跟痛。

(5)其他：感冒。

## ▶肩髃穴——肩膀痠痛按肩髃

我們的肩膀有時還會出現一種不明原因的疼痛，一到晚上疼痛還會加劇，嚴重影響睡眠。肩部痠痛多是由於肩部肌肉疲勞和緊張或是遭受風寒濕等病邪的侵襲所致。一般長期伏案寫字、打字的工作者，手臂肌肉容易緊張、僵硬、瘀血，並由手臂擴展至頸肩而造成肩膀痠痛。這種情況在年輕人中很常見。有的老年人肩痛還伴有活動障礙，這是肩周炎的症狀。

另外，長期待在空調房中也是誘發肩膀疼痛的原因之一。低溫環境使血管急劇收縮、血流不暢，造成頸肩部肌肉纖維受損、受涼，從而使局部疼痛。尤其是老人以及常穿露肩、露背裝的女性更容易誘發肩周炎、頸椎病等。

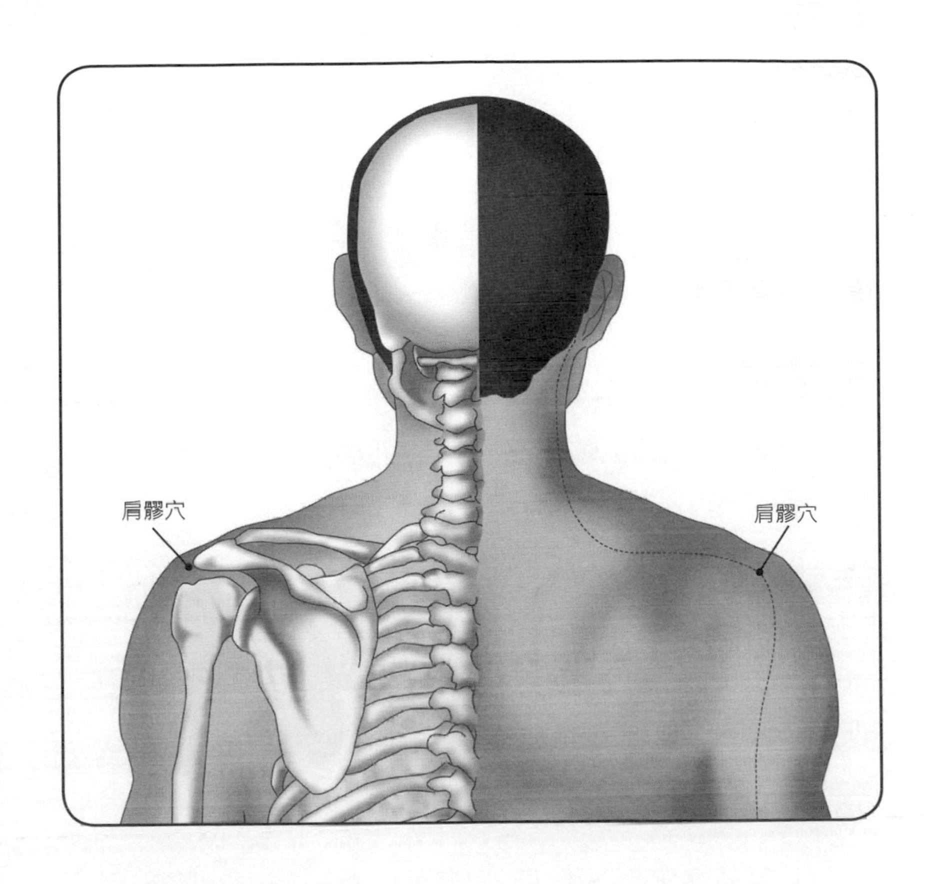


對於因受寒導致的肩周炎，還有因長期伏案導致的肩膀痠痛、僵硬，以及偏癱患者上肢活動不利，揉按肩髎穴都能起到較好的緩解作用。

## 1 穴位概述

該穴出自《針灸甲乙經》的「肩髎，在肩端臑上，斜舉臂取之」。該穴屬手少陽三焦經，具有祛風濕、通經絡的功效。

## 2穴名釋義

髎(ㄌㄧㄠˊ)，骨空處也。該穴當肩關節部骨隙處，故名肩髎。

## 3標準定位

在肩部，肩髃穴後方，當臂外展時，於肩峰後下方凹陷處。

## 4快速取穴

上臂外展平舉，肩關節部即可呈現出兩個凹陷窩，前者為肩髃，後者為肩髎，按壓有痠脹感。

## 5操作方法

上臂外展平舉，在肩關節後方有一明顯凹陷，用另一手食指或中指指腹進行按壓，感覺痠痛明顯處即為肩髎穴。雙手交替按壓，每次按壓 2～3 分鐘，早晚各一次。

## 6主治功效

(1)本穴有祛風濕、散風寒、通經絡、止痺痛之功效，是治療肩疾常用穴，主治臂痛、肩重不能舉等。

(2)現代常應用此穴治療運動系統疾病，如肩關節周圍炎、腦血管病後遺症；其他，如胸膜炎、肋間神經痛等。

## ▶肩髃穴——肩部保健選肩

人到了 50 歲左右，由於全身激素的改變以及機體自我調節能力的退化，加之長期伏案或者夜晚睡覺時肩膀露在外面感受風寒，時常會出現肩膀周圍疼痛，以致難以抬肩，這時就要警惕了，可能患上了肩周炎。肩周炎，又稱為「五十肩」，因為該病發生在 50 歲左右，肩膀就像凝固、凍結了似的，活動受限。對於該病，肩髃穴是治療的特效穴。

歷史上有一個典故，隋末唐初的著名醫學家甄權擅長針灸治病。有一天，魯州刺史受風寒，肩不能抬起而不能拉開弓箭，遍訪名醫無人能治，後來求治於甄權。甄權在其肩髃穴上刺入一針，出針後，刺史立刻就能拉弓射箭了。這個典故或許是誇大其詞了，但說明了肩髃穴對肩部疼痛有奇效。

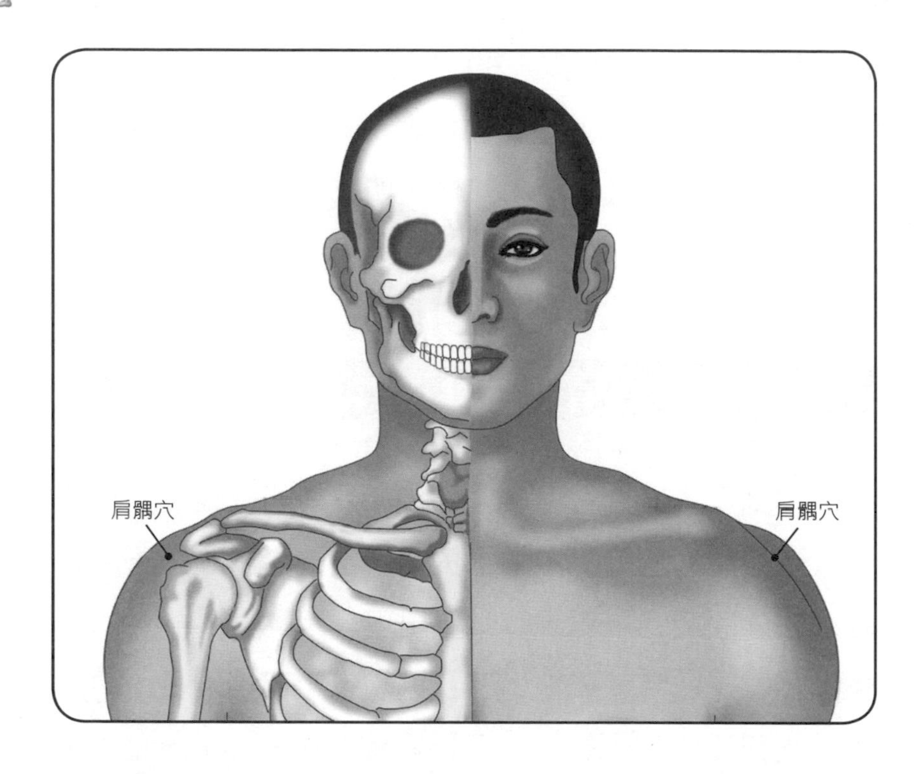


## 1穴位概述

該穴出自《針灸甲乙經》。該穴屬手陽明大腸經，為手陽明經、陽蹺脈之交會穴，具有通經活絡、疏散風熱之功效。

## 2穴名釋義

髃(ㄩˊ)，髃骨也，為肩端之骨。該穴在肩端部肩峰與肱骨大結節之間，故名。

### 3標準定位

在肩峰前下方，當肩峰與肱骨大結節之間凹陷處。

### 4快速取穴

將上臂外展平舉，肩關節部即可呈現出兩個凹窩，前面一個凹窩中即為本穴。

### 5操作方法

端坐位，一手臂自然下垂，另一手以中指指腹按壓肩髃穴。按壓該穴時，力量要能滲透，可感到局部痠痛感明顯，有的會出現向上臂放射的現象。每次按壓 3～5 分鐘，左右手交替按壓，早晚各一次。

### 6主治功效

(1)本穴歸手陽明大腸經，具有祛風濕、通經絡、利關節之功效，主治上肢疾患，如肩臂痛，手臂攣急，肩中、四肢熱，手背紅腫，半身不遂等。

(2)本穴有疏散風熱、和營止癢之功效，主治瘰鬁諸癭、乳癰、風熱隱疹。

(3)現代常應用此穴治療運動系統疾病，如急性腦血管病後遺症、肩周炎、臂神經痛；其他，如乳腺炎、蕁麻疹等。

## ▶天宗穴——肩背不適按天宗

運動過量或者長期端坐，會感到背部僵硬沉重，如同背了一口鍋似的，時間長了，可能會發展為肩背部疼痛。此時，按揉天宗穴，可以有效緩解這種症狀。該穴位於肩背部兩側，位於肩胛部，當岡下窩中央凹陷處，與第 4 胸椎相平，其上肌肉豐厚，按揉起來會感覺舒適、輕鬆，同時又能緩解肩背部的各種不適。天宗穴的前面是胸腔，內包含有心、肺，在女性前面還有乳房，故而該穴還能保健心、肺，並且長期堅持按揉還有豐胸的作用。有報導稱，針刺天宗等穴治療乳腺增生療效很好，並可提高免疫力。

### 1 穴位概述

該穴出自《針灸甲乙經》的「天宗在秉風後，大骨下陷者中」。該穴屬手太陽小腸經，具有舒筋活絡、理氣消腫之功效。

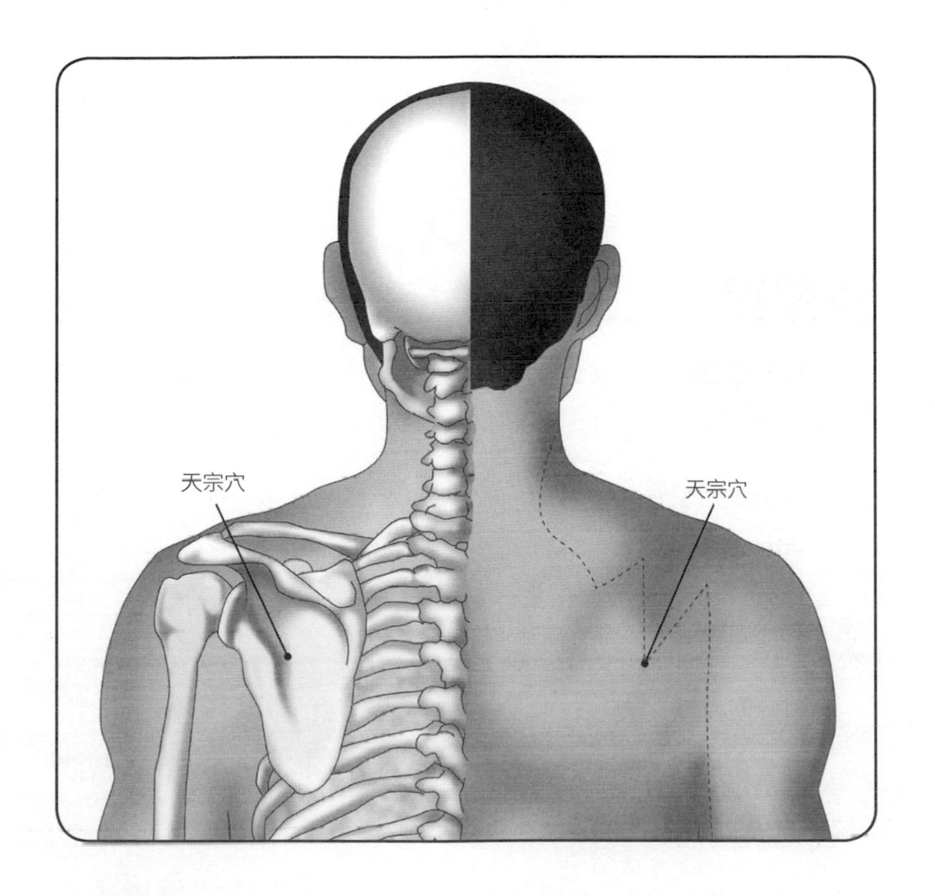


## 2穴名釋義

天，指上部；宗，宗仰之意，天宗為天上之星辰。該穴在肩胛骨岡下窩正中，與曲垣、秉風諸穴彼此相望，故名天宗。

## 3標準定位

在肩胛部，當岡下窩中央凹陷處，與第 4 胸椎相平。

## 4快速取穴

(1)正坐垂肩，在肩胛岡中點與肩胛骨下角連線的上 1/3 與下 2 /3交點凹陷中，按壓有痠脹感即為本穴。

(2)在肩胛部，岡下窩中央凹陷處，與第 4 胸椎平齊，肩胛岡中點下緣處，按壓有痠脹感即為本穴。

## 5操作方法

由他人代勞，用拇指指腹點揉天宗，或用手掌根按揉天宗穴區，感覺痠痛者為佳，以能耐受為度。點揉或按揉時要用巧勁兒，力度要均勻、柔和、滲透，不能用蠻力，以免誤傷。早晚各一次，每次點揉或按揉 8～10 分鐘，左右手交替。自己按摩此穴，一般需要借助工具，比如用按摩錘敲打天宗穴區。

## 6主治功效

(1)本穴位於肩胛骨岡下窩的中央，有祛風散寒、通絡止痛之功效，主治肩胛痛、肘臂外後側痛等。《針灸甲乙經》曰：「治肩重，肘臂痛不可舉，天宗主之。」

(2)本穴近於肺，內應於肺，具有宣肺平喘之功效，主治氣喘等。

(3)本穴還有通乳絡、消癰腫之功效，用於治療乳癰。

(4)現代臨床常應用此穴治療運動系統疾病，如肩關節周圍炎、肩背軟組織損傷、肘臂外後側痛；其他，如乳腺炎、哮喘等。

## ▶肩貞穴——肩周炎找肩貞

肩周炎患者經常會出現這樣的情況：當手臂上舉的時候，肩軸周圍疼痛不堪，其中一個最明顯的痛點常常位於肩部後面，即肩貞穴的位置。該穴深層是附著在肩關節上的肌肉，由於發生肩周炎時該肌肉痙攣收縮，於是產生了疼痛。肩貞穴是治療肩周炎的一個非常重要的穴位，按揉肩貞穴，可以起到通經活絡、止疼痛的作用。配肩髃穴、肩髎穴可治療肩周炎，配肩髎穴、曲池穴、肩井穴、手三里穴、合谷穴可治療上肢不遂。

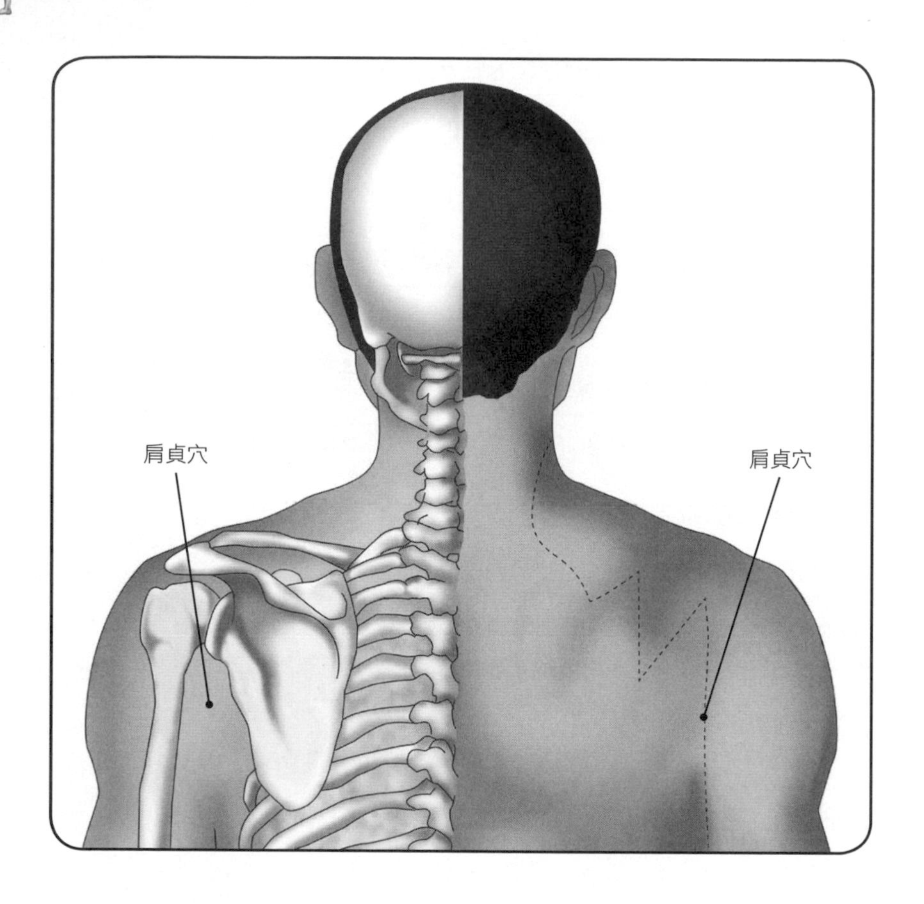


## 1穴位概述

該穴出自《素問・氣穴論》。該穴屬手太陽小腸經，具有清腦聰耳、通經活絡之功效。

## 2穴名釋義

肩，穴所在部位肩部也。貞，古指貞卜問卦之意。

該穴名意指小腸經氣血由此上行陽氣所在的天部層次。本穴物質為小海穴蒸散上行的天部之氣，上行到本穴後此氣冷縮而量少勢弱，氣血物質的火熱之性對天部層次氣血的影響作用不確定，如需問卜一般，故名。

## 3標準定位

在肩關節後下方，臂內收時，腋後紋頭上 1 寸。

## 4快速取穴

正坐垂肩位，在肩關節後下方，臂內收時，腋後紋頭上 1 寸處，按壓有痠脹感即為本穴。

## 5操作方法

一手臂彎曲肘關節，手搭於對側肩頭，另一手從該手臂下方繞過腋窩，以中指點揉肩貞穴，或用四指指尖按揉肩貞穴區。早晚各一次，每次點揉 2～3 分鐘，左右交替操作。手法要均勻、柔和，力度要能滲透，注意不要傷了施術的手指和手腕。

## 6主治功效

(1)本穴歸於手太陽小腸經，太陽主表，故有祛風散寒、通絡止痛之功效，主治肩胛痛、手臂痛等。

(2)小腸經循行於耳，本穴故有清熱聰耳之功效，可治療耳鳴、耳聾等。《針灸甲乙經》曰：「耳鳴無聞，肩貞及完骨主之。」

(3)現代常應用此穴治療五官科疾病，如牙痛；運動系統疾病，如肩關節周圍炎、腦血管病後遺症、頭痛等。

# 第四章　胸腹部止痛特效穴

引發胸腹部疼痛的原因有很多，各種內臟、血管、神經及組織的疾病都有可能引發疼痛。要想緩解疼痛，首先要找到病根。本章將告訴你緩解胸腹部疼痛的關鍵步驟和找到特效止痛穴的方法。

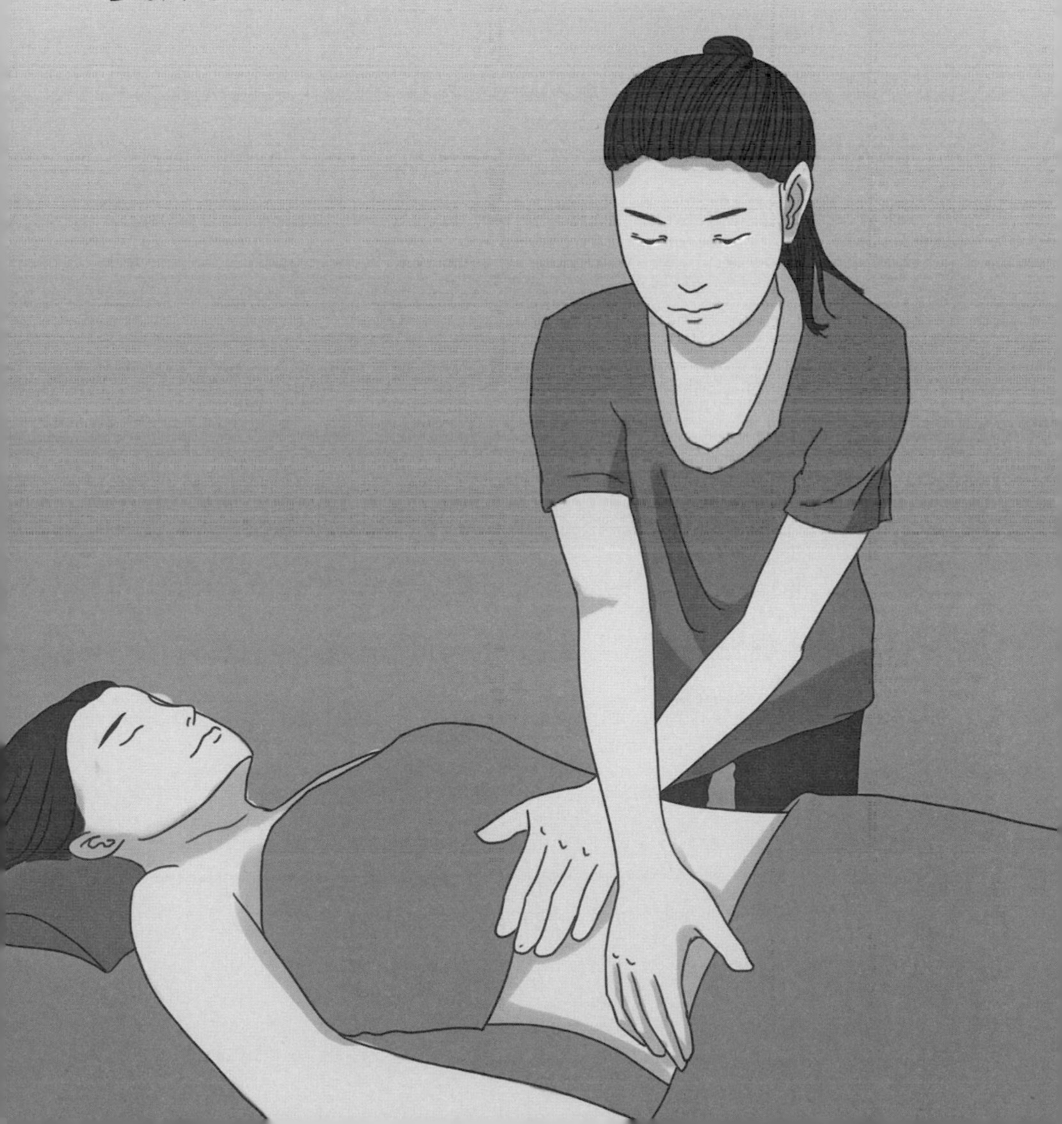

## ▶內關穴——胃痛揉揉內關穴

胃痛是我們日常生活中經常會遇到的病症，輕者片刻會自然恢復，嚴重者會有痙攣疼痛的表現。中醫認為，寒邪客於胃中，寒凝不散，阻滯氣機，是導致胃氣不和引發疼痛的主要原因，此時我們可以透過按壓兩手的內關穴來緩解疼痛。在坐火車或者外出旅遊的途中，如果突然出現胃疼或心臟疼痛，在沒有藥物的情況下，可以馬上按壓內關穴，疼痛便可以得到緩解。

內關穴是手厥陰心包經的常用腧穴之一。俗話說：「一夫當關，萬夫莫敵」，意思是在山勢險峻的地方，一個人把守著關口，就是一萬個人也打不進來。我們手臂上的內關穴就相當於這樣一個要塞，它是保護人體的關口，補瀉兼得。平時經常按壓這個穴位，能夠起到舒緩疼痛、解除疲勞、寧心安神、寬胸理氣、宣肺平喘、緩急止痛、降逆止嘔、調補陰陽氣血、疏通經脈等作用。

### 1 穴位概述

該穴出自《靈樞．經脈》。該穴為手厥陰心包經

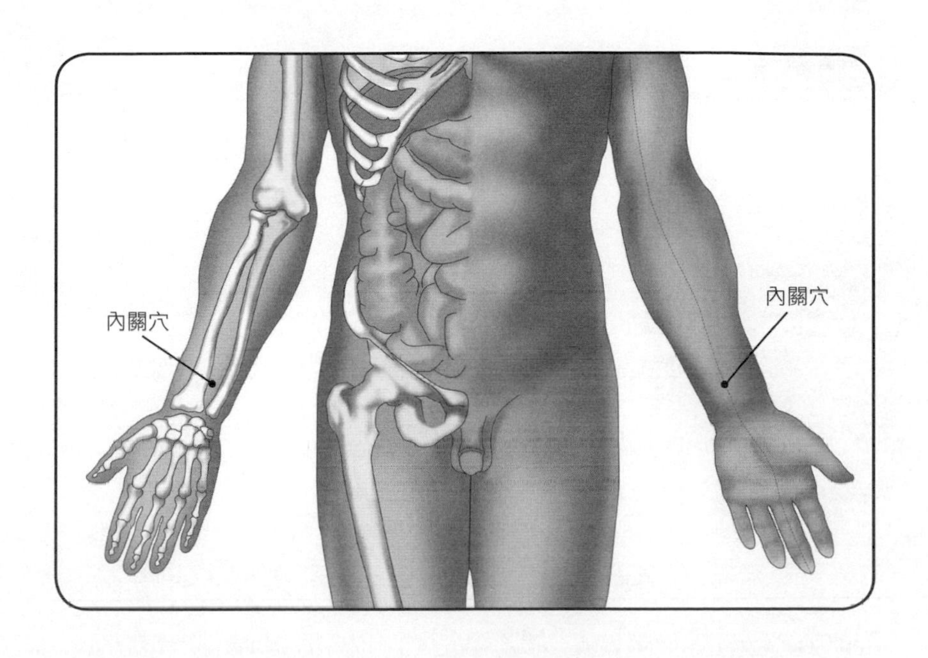


之絡穴，八脈交會穴之一，通陰維脈。該穴具有寧心安神、和胃降逆、理氣鎮痛的功效。

## 2穴名釋義

內，內部也；關，關卡也。內關意指心包經的體表經水由此注入體內。本穴物質為間使穴傳來的地部經水，流至本穴後由本穴的地部空隙從地之表部注入心包經的體內經脈，心包經體內經脈經水的氣化之氣無法從本穴的地部空隙外出體表，如被關卡阻擋一般，故而得名。

## 3標準定位

前臂正中，腕橫紋上 2 寸，在橈側腕屈肌腱與掌長肌腱之間。

## 4快速取穴

人體的前臂掌側，從近手腕橫紋的中央，往上約三橫指寬處。

## 5操作方法

用左手拇指尖按壓在右內關穴上，按壓 5～10 分鐘即可。按壓時，力度以感覺到有一種酸麻脹感一直向腋窩傳導為佳。左右手可輪換按壓，每日 2～3 次。

## 6主治功效

(1)內關穴可以疏通經絡治療心包經及前臂諸疾。心主血脈，又主神明，心包與心本同一體，其氣相通。心包為心之外膜，絡為膜外氣血通行的道路，心包絡是心臟所主的經脈，心不受邪，由心包代心受邪而為病。凡邪犯心包影響心臟的神志病和氣滯脈中心絡瘀阻所致病症，皆取本穴。

(2)情志失和、氣機阻滯而致肺氣上逆、胃氣上逆，以及氣滯經絡、氣滯血瘀等病症，亦屬本穴治療範圍。

(3)內關通於陰維脈，陰維脈聯繫足太陰、足少陰、足厥陰經並會於任脈，還與足陽明經相合，以上經脈都循行於胸脘脅腹，故內關又善治胸痛、臍痛、胃痛、心痛、結胸、反胃、胸脘滿悶、臍下支滿、腹中結塊以及瘧疾等。

(4)內關為針痲、鎮痛常用穴之一。

## ▶中脘穴——胃痛胃脹找中脘

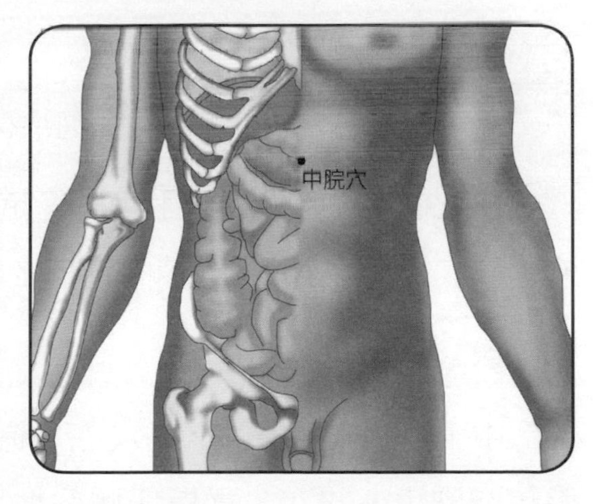


現代人生活節奏快，工作壓力大，尤其是正值旺年的上班族，因為工作緊張更是常常省掉這頓，湊合那頓，長期不規律的飲食導致不少人患上了胃病。除了高強度的工作和不規律的飲食習慣影響外，情緒對胃的影響也很明顯，憂慮、思考、悲傷都可

引起吃不下飯、胃脹氣。加上季節變換，晝夜溫差大，很多老胃病患者受冷空氣刺激後很容易出現泛酸、胃痛等不適。有時候受到生冷食物的刺激，導致脾胃受涼、消化不良也會產生胃痛。當您胃痛胃脹的時候，中脘穴就派上了用場。

透過按摩中脘穴，可以發揮一定的緩解作用。中脘穴是任脈的穴位，同時也是胃的募穴，是臟腑之氣直接輸注的地方，還是腑會，所以對六腑（胃、大腸、小腸、膽、三焦、膀胱）的疾病尤其是胃病有很好的療效，號稱胃的「靈魂腧穴」。

## 1穴位概述

該穴出自《針灸甲乙經》。該穴屬任脈，為胃之募穴，腑之會穴，手太陽、手少陽、足陽明、任脈的交會穴。該穴具有健脾和胃、補中安神之功效。

## 2穴名釋義

中，指本穴相對於上脘穴、下脘穴二穴而為中也。脘，空腔也。該穴名意指任脈的地部經水由此向下而行。本穴物質為任脈上部經脈的下行經水，至本穴後，經水繼續向下而行，如流入任脈下部的巨大空腔，故名。

## 3標準定位

在上腹部，前正中線上，當臍中上 4 寸。

## 4快速取穴

仰臥位，在上腹部，神闕與胸劍結合點連線的中點處，按壓有痠脹感即為本穴。

## 5操作方法

(1)選用拇指或中指，以指腹按壓穴位，以自覺稍痛為度。指壓時，仰臥，放鬆肌肉，一邊緩緩呼氣，一邊用指頭用力下壓，按壓 6 秒鐘後將手離開，重複 10 次，就能使胃感到舒適。在胃痛時，採用中脘指壓法效果更佳。

(2)雙掌重疊或單掌按壓在中脘穴上，順時針或逆時針方向緩慢行圓周推動。注意手掌與皮膚之間不要出現摩擦，即手掌始終緊貼著皮膚，帶著皮下的脂肪、肌肉等組織做小範圍的環旋運動，使腹腔內產生熱感為佳。

## 6主治功效

(1)本穴為胃之募穴，腑之會穴，又係手太陽、手少陽、足陽明、任脈之交會穴，故可用治一切腑病，尤以胃的疾患為先，有疏利中焦氣機、補中氣、疏理中氣之功效。主要用於治療脾胃疾患，如腹痛、胃痛、腹脹、嘔逆、反胃、胃脘痛、急慢性胃炎、胃擴張、胃痙攣、胃下垂、急性腸梗阻、消化不良、腸鳴、泄瀉、痢疾、便秘、便血等。

(2)現代臨床常應用此穴治療胃炎、胃痙攣、胃潰瘍、胃下垂、食物中毒、癲癇、精神病、神經衰弱等。

## ▶中府穴——咳喘找中府

每當遇到天氣變化、季節轉換，或者晚上睡覺沒有蓋好被子而不慎感受風寒，或熱天大汗、勞累後感受風邪而釀成風熱之症，不少人會發生咳嗽，咳嗽劇烈者還伴有胸痛，此時指壓中府穴能明顯緩解這些症狀。該穴能治療氣短、胸悶、呼吸不暢等呼吸系統疾病。中府為肺之募穴，為肺氣結聚處，故按壓該穴可以使呼吸通利、清氣運行通暢，使人精氣神充足，神采飛揚。

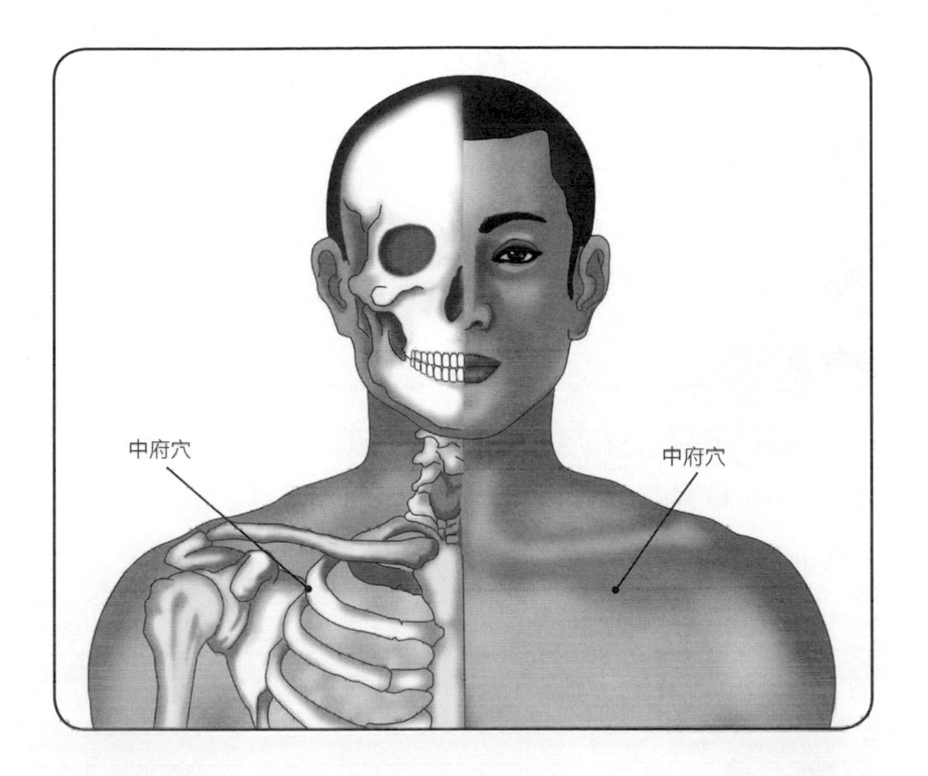


## 1穴位概述

該穴出自《針灸甲乙經》。該穴屬手太陰肺經，為肺之募穴，手、足太陰之交會穴。該穴具有止咳平喘、清瀉肺熱、健脾補氣之功效。

## 2穴名釋義

中，中焦；府，聚也，即聚集的地方。手太陰肺經之脈起於中焦，此穴為中氣所聚。本穴又為肺之募穴，

故肺、脾之氣聚於此穴，故名中府。

## 3標準定位

在胸前壁外上方，前正中線旁開 6 寸，平第一肋間隙處。

## 4快速取穴

(1)正坐位，以手叉腰，先取鎖骨外端下方三角窩中心凹陷處的雲門穴，當雲門穴直向下推一條肋骨，與第一肋間隙平齊處，按壓有痠脹感即為本穴。

(2)仰臥位，在胸壁的外上部，平第一肋間隙，距胸骨正中線 6 寸處，按壓有痠脹感即為本穴。

## 5操作方法

正坐或仰臥位，以中指指腹按揉對側的中府穴。按揉該穴時，痠痛感明顯，按揉的力度適中，以舒適為度，不可用力過大，順時針和逆時針交替按揉，兩手交替反覆進行操作，每次按揉 1～3 分鐘。

## 6主治功效

(1)該穴為肺經的起始穴，且為肺之募穴，當發生肺炎、肺結核、肺癌時，按壓該穴可緩解上述肺病引起的咳嗽氣喘、胸悶煩熱等症狀。

(2)該穴為手太陰肺經和足太陰脾經的交會穴，故能健脾祛濕，消除腹脹、腹瀉、四肢腫脹的症狀。

(3)按壓該穴可改善局部血液循環，治療瘿瘤、肩背痛。

(4)現代研究表明，刺激該穴可緩解支氣管平滑肌的痙攣。

## ▶天池穴——胸悶心痛按天池

持續緊張的生活以及作息不規律、經常熬夜，致使許多人的心血管受到了不同程度的威脅。尤其是一些女性，本來每月就有一次失血，加之生活忙碌，經常會心情不好，感到有氣無力，嚴重者會感到心胸憋悶，甚至胸部偶爾會出現疼痛感，這往往是心血管出現問題的徵兆。

為了防患於未然，或者治療這種疾病，應該多按揉一下天池穴。根據中國古典醫籍《針灸銅人》記載，此穴位能治療「胸膈煩滿，頭痛，四肢不舉，腋下腫，上氣，胸中有聲，喉中鳴」等症。

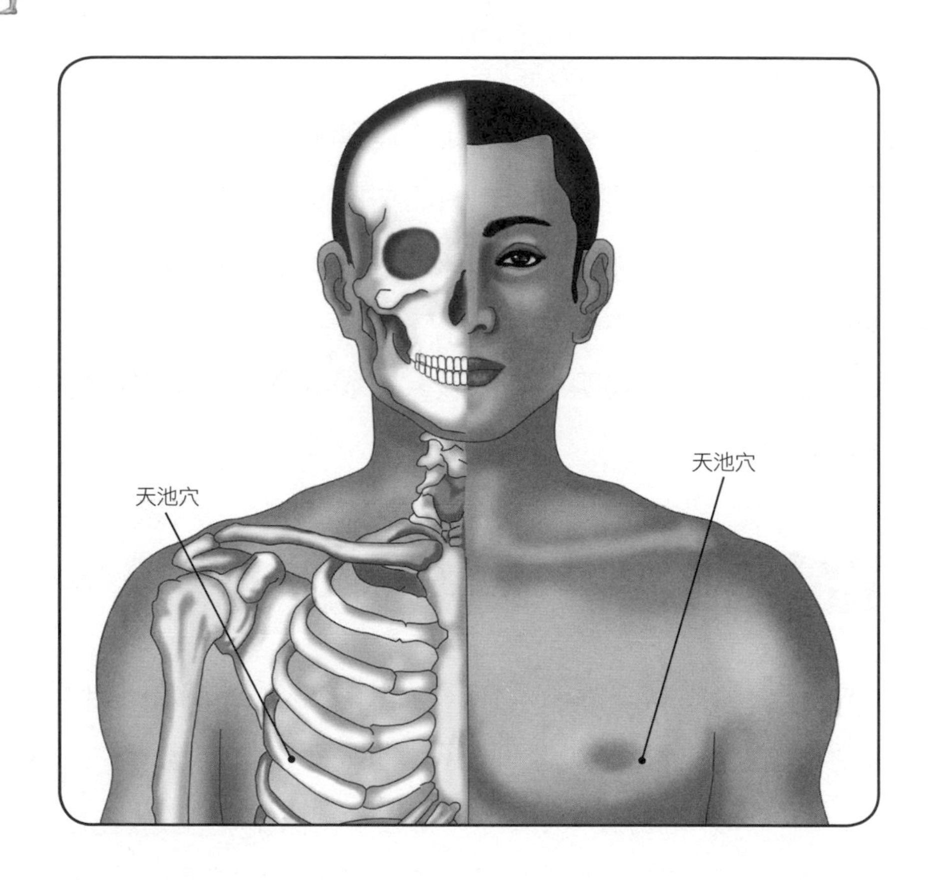


## 1穴位概述

本穴出自《靈樞・本輸》的「腋下三寸，手心主也，名曰天池」。在《針灸甲乙經》中名之「天會」。該穴屬手厥陰心包經，為手厥陰、足厥陰、足少陽之交會穴。該穴具有活血化瘀、寬胸理氣的功效。

## 2穴名釋義

天，指高位；池，指水聚處。穴在胸廓，胸廓為清虛境界，居天位。穴承足少陰脈氣轉注而來，又近乳房，乳房為泌乳之所，喻之為「池」，因而得名。

## 3標準定位

在胸部，當第 4 肋間隙，乳頭外側 1 寸，前正中線旁開 5 寸。

## 4快速取穴

仰臥位，先定第 4 肋間隙，然後於乳頭中點外開 1 寸處，按壓有痠脹感即為本穴。婦女應於第 4 肋間隙，鎖骨中線向外處取穴。

## 5操作方法

正坐或仰臥，用大拇指指腹垂直向下按壓天池穴，有明顯痠痛感，每次可以只按壓一側的穴位或者雙側同時按壓 1～2 分鐘，早晚各一次。

## 6主治功效

該穴可以治療以下病症：

(1)咳嗽、哮喘、嘔吐、胸痛、胸悶、心煩、瘰鬁、腋下腫痛等。

(2)循環系統疾病：心絞痛、心包膜炎等。

(3)婦科系統疾病：乳腺炎、乳汁分泌不足等。

(4)局部治療：淋巴結結核、腋窩淋巴結炎、肋間神經痛等。

## ▶少府穴——心胸有病少府瀉

作息不規律、饑飽失調，或者情緒不穩定、經常生氣，這些看似生活中的小細節，往往不會引起我們的注意，久而久之，便會出現胸悶、胸痛、心慌的症狀。此外，現代女性拼命追求「骨感美」，經常節食減肥，從而導致有氣無力，嚴重者還會出現心慌，稍一活動就會感覺喘不上氣。對於這些，不能不引起我們的注意了。除了要改變不良的生活習慣以外，一定要經常掐按少府穴。

### 1穴位概述

該穴出自《針灸甲乙經》的「少府者，火也，在小

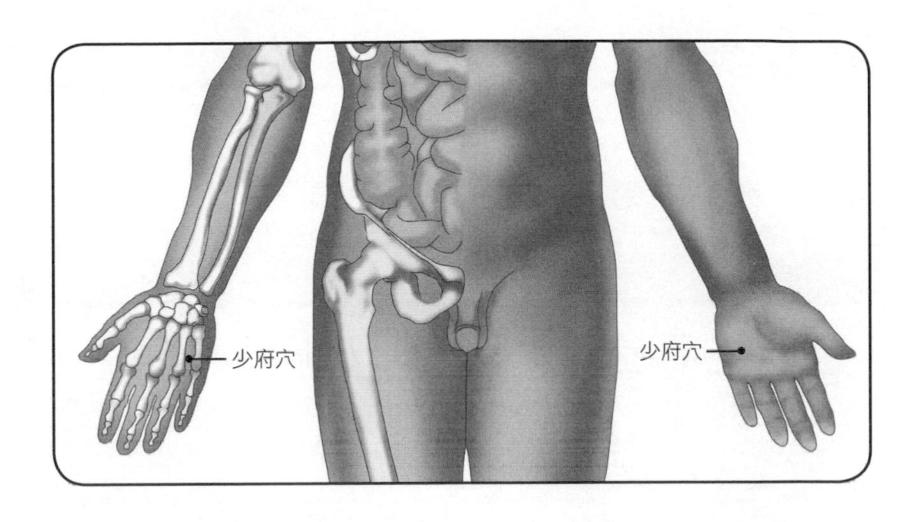


指本節後者陷中」。該穴為手少陰心經之滎穴，具有清心瀉熱、理氣活絡之功效。《針灸聚英．肘後歌》曰：「心胸有病少府瀉。」

## 2穴名釋義

少，指手少陰；府，聚也。該穴為手少陰心經之滎穴，屬火，心屬火，此穴為本經氣血彙集之處，故名少府。

## 3標準定位

在手掌面，第 4、5 掌骨之間，握拳時，當小指尖處。

## 4快速取穴

仰掌，在手掌面，握拳，手指屈向掌心橫紋，在小指尖下凹陷處，按壓有痠痛感即為本穴。

## 5操作方法

端坐仰掌，手微屈，用另一手拇指尖掐按少府穴，按之痠痛明顯，注意勿掐破皮膚。每次掐按 2～3 分鐘，左右手交替操作，早晚各一次。

## 6主治功效

(1)該穴屬手少陰心經，故可治心慌、胸痛等心臟疾病。

(2)心火太旺的人身上容易起一些癤子，少府穴為心經的滎穴，滎穴瀉熱的功效明顯，故而身上容易起癤子的人應當經常按壓一下少府穴。

(3)中醫認為，心臟與小腸是互為表裡的兩條經，小腸與正常排小便和水濕的關係密切，按揉該穴還能清熱利濕，治療小便不利、遺尿、陰癢和陰痛。

(4)少府穴位於第 4、5 掌骨之間，該穴具有暢通局部氣血的作用，可以治療小指攣痛和掌中熱。

## ▶膻中穴——寬心順氣按膻中

膻中穴是任脈上的主要穴位之一，是人體氣脈的總機關。對於胸悶、咳喘、心悸等症狀，只要按摩膻中穴，就會取得良好的效果。另外，膻中穴還有調節情緒的作用，按摩此穴，可以有效預防情緒波動。

《黃帝內經》曰：「膻中者，為氣之海。」也就是說，膻中穴是容納一身之氣的大海。但凡與氣有關的疾病，如氣虛、氣滯等，都可以找它來調治。有些上了年紀的老年人因為生氣，會突然捂住胸口大喊疼痛。這時候，在沒有速效救心丸的情況下，要趕緊坐下來，用大拇指輕輕地按揉膻中穴，就可以得到緩解。現代醫學也證實，按摩膻中穴可調節神經功能，鬆弛平滑肌，擴張冠狀血管及調節消化系統。很多老年人的血管往往有些堵塞，很難像年輕人那樣順暢自如。

所以，平時作為一種保健措施，也可以經常按摩膻中，加強氣的運行效率，提高心臟工作的能力，對於防治心血管病有很好的幫助。而對於上班族而言，工作、生活壓力大，難免煩躁生悶氣，按按膻中穴就可使氣機順暢，煩惱減輕。

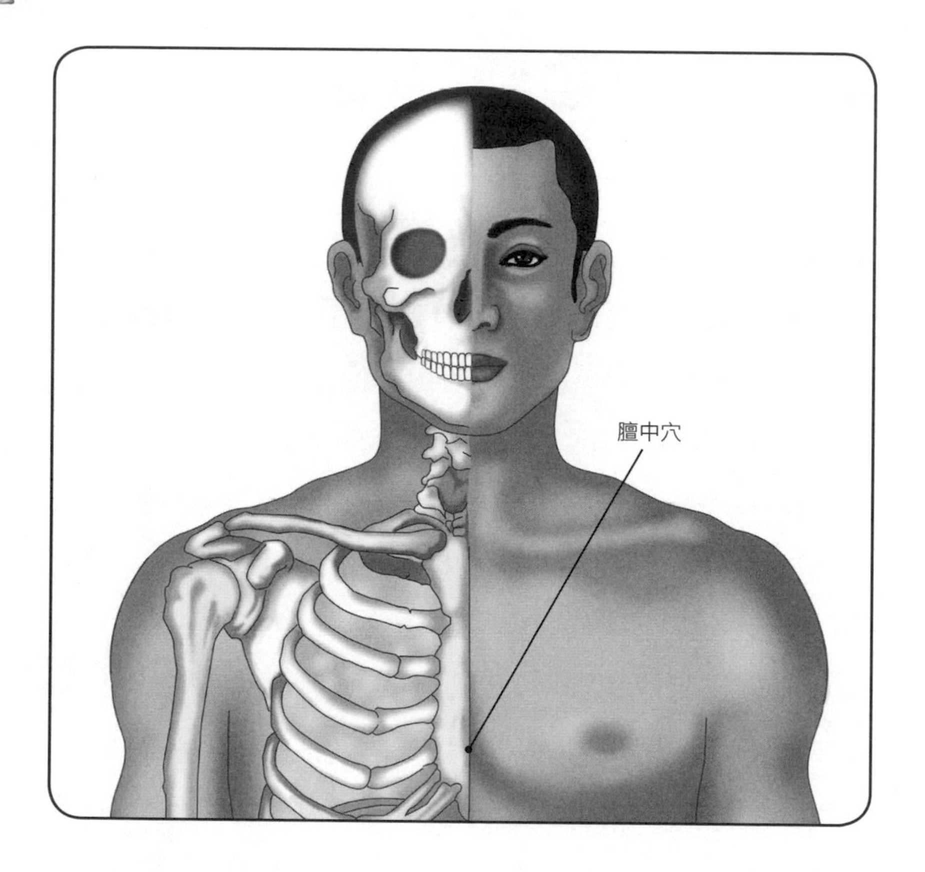


## 1穴位概述

該穴出自《靈樞・根結》。該穴屬任脈，為足太陰、足少陰、手太陽、手少陽、任脈之交會穴。該穴為心包之募穴，八會穴之氣會穴，具有理氣止痛、生津增液之功效。

## 2穴名釋義

膻，羊臊氣或羊腹內的膏脂也，此指穴內氣血為吸熱後的熱燥之氣；中，與外相對，指穴內。該穴名意指任脈之氣在此吸熱脹散。本穴物質為中庭穴傳來的天部水濕之氣，至本穴後進一步吸熱脹散而變化為熱燥之氣，如羊肉帶有辛臊氣味一般，故名。

## 3標準定位

胸部，當前正中線上，平第 4 肋間，兩乳頭連線的中點。

## 4快速取穴

正坐或仰臥位，當前正中線上，平第 4 肋間，兩乳頭連線的中點，按壓有痠脹感即為本穴。

## 5操作方法

用大拇指先順時針方向輕輕按揉，再逆時針方向按揉，每次各 30下，動作要緩慢、均勻、有力。

## 6主治功效

該穴可治療胸悶塞、氣短、咳喘、心胸痛、心悸、噎嗝、咳唾膿血、產婦乳少、支氣管哮喘、支氣管炎、食道狹窄、肋間神經痛、心絞痛、乳腺炎等症。

## ▶至陽穴——緩解心絞痛的特效穴

雖然心絞痛是十分常見的病症，但其發作往往十分突然，有時發作時恰好身邊沒有藥，家屬、親友及周圍人常會手足無措，但如果有人能掌握按壓至陽穴的方法，就會獲得較好效果。按壓至陽穴不僅在心絞痛發作時可立即奏效，而且還可預防心絞痛發作。

中醫把心絞痛歸於胸痺範圍，認為心絞痛是由於心氣不足、心陽不振、氣滯血瘀所致，治療當以活血化瘀、理氣通陽為原則。至陽走督脈，督脈總督一身之陽氣，而至陽穴恰在督脈陽氣的焦點。按摩至陽穴，利用回饋機理，透過調節皮膚與內臟關係，可激發機體的自我調節功能，產生緩解心絞痛的作用。現代醫學證明，至陽穴由神經支與心臟相通，按壓至陽，可透過該神經支舒張冠脈，改善心肌供血，緩解心絞痛發作。相關研究也證明，刺激至陽，便刺激了相關脊髓節段，加強了痛覺感知和衝動調節，抑制了痛覺，故有鎮痛作用。

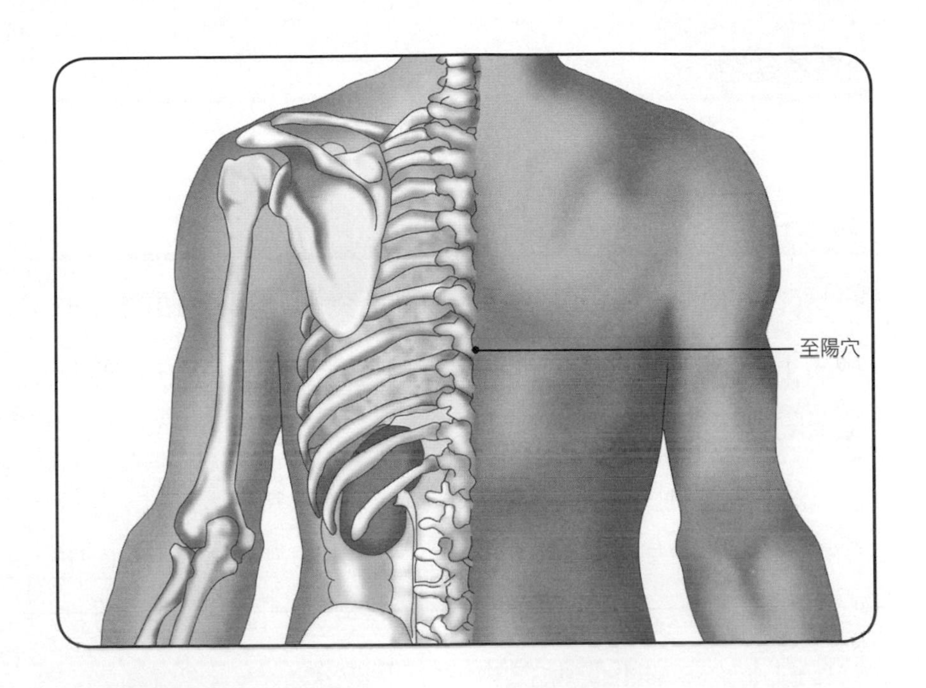


## 1穴位概述

該穴出自《針灸甲乙經》。該穴屬督脈，具有利膽退黃、利膈寬胸之功效。

## 2穴名釋義

至，到達。陽，陰陽之陽。至陽穴在兩膈俞之間，人體以背為陽，橫膈以下為陽中之陰，橫膈以上為陽中之陽，故名。

## 3標準定位

背部脊柱區，第 7 胸椎棘突下凹陷中。

## 4快速取穴

(1)讓患者低頭，頸後隆起的骨突即為第 7 頸椎，由此往下數到第7 個骨突即為第 7 胸椎，其下方凹陷處就是至陽穴。

(2)讓患者兩手自由下垂，用手摸患者的肩胛骨，肩胛骨下角的下方即為第 7 肋間，第 7 肋間水平線與正中線相交處即為第 7 胸椎下方，即至陽穴所在。這種方法尤其適宜於冬季不便脫衣的情況下取穴。

## 5操作方法

操作者可取一個一角硬幣，或其他邊緣光滑的硬板，用右手食指、拇指夾持，以硬幣或硬板邊緣的橫緣抵住至陽穴，給予重壓，局部可有痠脹感。一般在按壓至陽穴 1 分鐘之內心絞痛即可緩解，按壓 4 分鐘以上，可維持作用時間達 20 分鐘。

## 6主治功效

(1)本穴主要用於治療胸肺、肝胃等疾患，如胸膺脹痛、咳嗽氣喘、腹背相引痛、腰背強痛、四肢腫痛、瘧疾、脊強、黃疸、膽囊炎、膽道蛔蟲症、胃腸炎、肋間神經痛等。

(2)現代常應用此穴治療支氣管炎、胃痙攣、膽絞痛、膈肌痙攣、胸膜炎、肋間神經痛、肝炎、黃疸、膽囊炎、膽道蛔蟲症、胃下垂及帶狀皰疹等。

## ▶神門穴——心痛胸悶按神門

隨著年齡的增長，機體各項功能的下降，老年人經常會出現這樣那樣的情況，有的人突然就會感到一陣陣的心慌，或幾秒鐘胸部疼痛；還有人覺得說話舌根變硬，睡眠不好，心胸憋悶。這些人一般多面色紫暗，口唇和指甲顏色青紫，舌體表面有瘀斑、瘀點，舌底的靜脈曲張變粗變紫暗。中醫認為，以上症狀大都可歸結為一種叫「血瘀」的致病因素。「氣為血帥」，氣行則血行，氣滯則血滯，氣滯是形成血瘀的一個重要原因。氣虛鼓動無力，血的運行可因之瘀滯，或氣虛導致血虛，血虛則脈道艱澀，也可使血行不暢而導致血瘀。血瘀症狀是身體發出的「求救信號」，如及時防治，會很快改

善。發現自身有以上症狀時，要注意活血化瘀、疏通經絡，此時可按揉神門穴。神門穴專治心病，出現心臟早搏、房顫時，趕緊按摩神門穴，可及時緩解症狀。此穴可補益心經元氣，濡養心臟。心安萬事安，心臟的元氣充足，各種心系統的疾病及由此導致的精神方面疾病都會得到改善。老年人可每天抽出一點時間揉揉神門，以保護心臟。

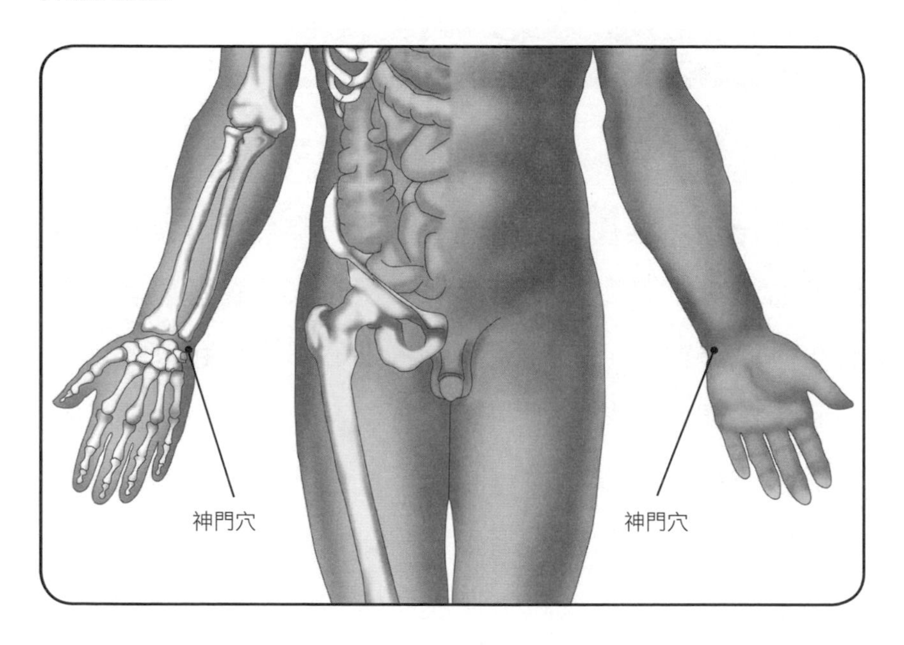


## 1 穴位概述

該穴出自《針灸甲乙經》。該穴為手少陰心經之輸穴，心的原穴，五行屬土。該穴具有寧心安神、通經活絡之功效。

## 2穴名釋義

神，與鬼相對，氣也。門，出入的門戶也。該穴名意指心經體內經脈的氣血物質由此交於心經體表經脈。本穴因有地部孔隙與心經體內經脈相通，氣血物質為心經體內經脈的外傳之氣，其氣性同心經氣血之本性，為人之神氣，故名。

## 3標準定位

腕橫紋尺側端，尺側腕屈肌腱的橈側凹陷中。

## 4快速取穴

(1)仰掌，在腕骨後緣，尺側腕屈肌的橈側，在掌後第 1 橫紋上，按壓有痠脹感即為本穴。

(2)仰掌，在豌豆骨（腕骨中如豌豆狀的骨，是八塊腕骨中最小的一塊骨頭）的橈側，掌後第 1 橫紋上，按壓有痠脹感即為本穴。

## 5操作方法

用雙手拇指輪換按壓雙側神門穴，以有痠脹感為宜，每次2分鐘左右，每日2次，力度適中。

### 6主治功效

本穴為治療精神病和心臟病的要穴，主要用於治療心神及本經脈所過部位的疾患。如心痛、心煩、心絞痛、心律不齊、高血壓、驚悸怔忡、失眠、健忘、癡呆、癲癇、神經衰弱、癔症、精神病、頭痛、眩暈、目黃、咽乾、脅痛、手臂寒、腕關節痛等。

## ▶曲澤穴——心痛咳逆找曲澤

由於老年人血管彈性變差，加之飲食不節，不少人患上了心臟病。在心臟病遷延、加重或發作的過程中，會出現心慌、心悸、胸悶、飲食無味的症狀。這時按摩曲澤穴可有效緩解不適。曲澤穴為心包經的合穴，不但具有心包經穴位治療心臟疾病的共性，而且對於伴有胃部不適，有噁心、嘔吐感覺的心臟病患者尤為適宜。

### 1穴位概述

該穴出自《靈樞．本輸》的「曲澤，肘內廉下陷者之中也，屈而得之，為合」。該穴屬手厥陰心包經，

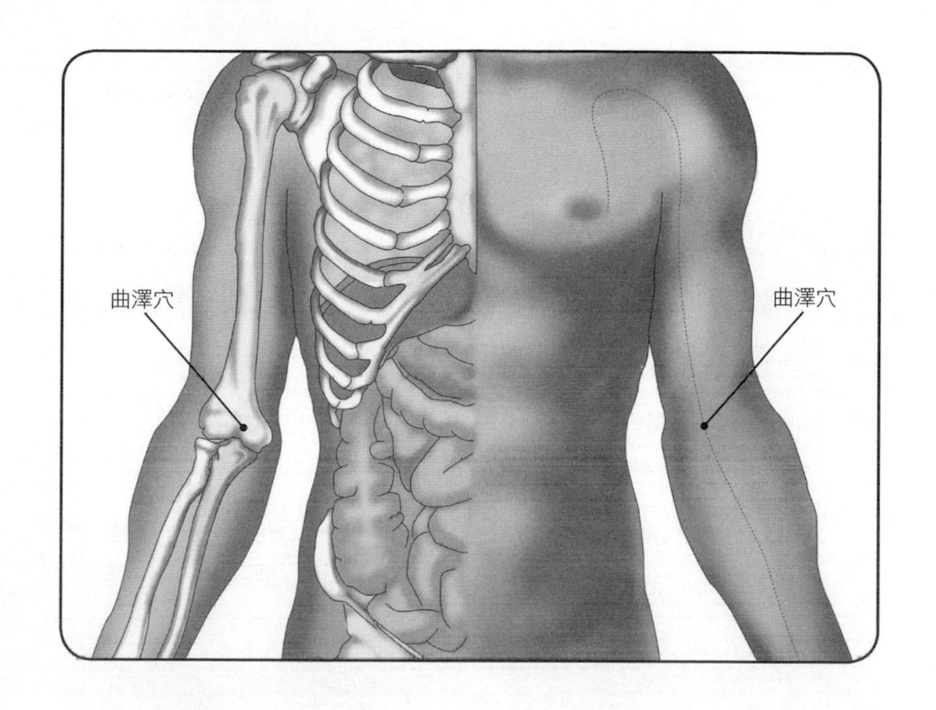


具有清暑泄熱、和胃降逆、清熱解毒的功效。《針灸銅人》中謂該穴能「治心痛，善驚身熱，煩渴口乾，逆氣嘔血，風疹，臂肘手腕善動搖」。

## 1穴名釋義

曲，指屈曲；澤，水，水之歸聚處。因穴在肘橫紋上，肱二頭肌腱尺側緣凹陷中，微屈其肘始得其穴。又因穴為手厥陰之合，屬水，以水歸聚如澤喻本穴，故而得名。

## 2標準定位

在肘橫紋中，當肱二頭肌腱的尺側緣。

## 3快速取穴

伸肘仰掌，肘關節彎曲約呈 120°角時，肘窩處可摸取一綳起的大筋，即肱二頭肌腱，在其內側肘橫紋上可觸及一凹陷，即是該穴。

## 4操作方法

正坐伸肘，掌心向上，肘關節彎曲約呈 120°角，另一隻手輕握肘尖，四指在外，大拇指彎曲，用指尖垂直按壓曲澤穴，有酸麻脹痛感即可。雙手交替按壓，早晚各一次，每次 1～3 分鐘。

## 5主治功效

(1)該穴可治療心系病症，如心痛、心悸、善驚等。

(2)本穴為合穴，「合主逆氣而泄」，「病在胃及飲食不節得病者，取之合」，說明合穴對胃病及上逆性病症有獨特的治療作用。該穴還可治療胃痛、嘔吐、嘔血等胃病。

(3)該穴在肱二頭肌腱尺側緣，故刺激該穴可影響該處肌腱的作用，治療肘臂攣痛。

(4)肘窩、膕窩中的穴位富含血液，該處的穴位對於熱證、血證多有良效。該穴名為「曲澤」，具有潤澤之性，故善於治療暑熱病。

## ▶陽陵泉穴——膽絞痛按陽陵泉

發生急性膽絞痛時，患者有明顯的右上腹痛或中上腹痛，多為陣發性絞痛，輕者不久能減輕或緩解，嚴重者腹痛難忍，若距醫院較遠，可透過按壓陽陵泉穴來解除痙攣、緩解疼痛。

### 1穴位概述

該穴出自《靈樞·本輸》。該穴為足少陽膽經之合穴，八會穴之筋會穴，具有舒肝利膽、強健腰膝的功效。

### 2穴名釋義

穴在膝下外側，腓骨小頭前下方凹陷處，前人依其所在部位而命名。膽屬陽經，膝外側屬陽，腓骨小頭部似陵，陵前下方凹陷處經氣像流水入合深似泉，故名

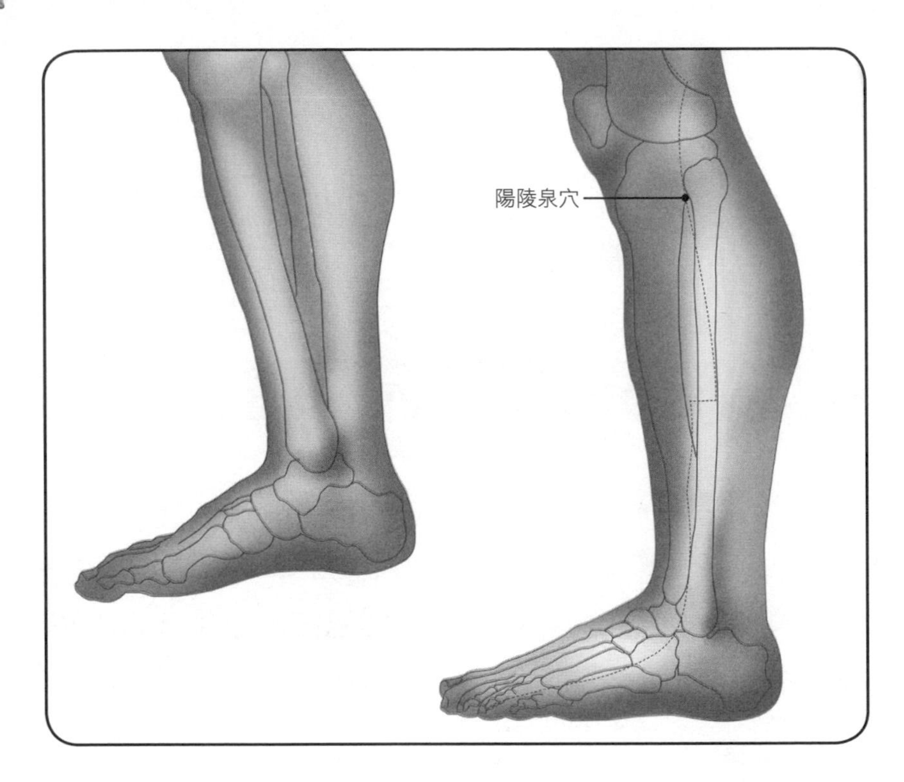


「陽陵泉」。

## 3標準定位

位於小腿外側，當腓骨小頭前下方凹陷處。

## 4快速取穴

側臥位，在小腿外側，先摸到腓骨小頭，過腓骨小頭前緣做一條豎直切線，再過腓骨小頭的下緣做一水平切線，兩條切線的交點處即為本穴。

## 5操作方法

用拇指指端點按穴位，力量可稍重一些，按揉 1～2 分鐘，穴位處出現痠脹感即可。

## 6主治功效

本穴屬足少陽膽經，有舒筋脈、清膽熱、驅腿膝風邪、疏經絡濕滯之功效，主治膝關節痛、坐骨神經痛、偏癱、胸痛、膽囊炎。除此之外，在針灸治療常用穴中尚有「外傷陽陵泉」之說，也就是說陽陵泉可治一切外傷的疾患，即一切筋的毛病都可以找陽陵泉治療。

(1)膽腑病證：《靈樞·邪氣藏府病形篇》載：「合治內腑」，《靈樞·四時氣篇》載：「邪在腑，取之合」。膽附於肝，內藏清汁，肝與膽在生理上相互聯繫，在病理上相互影響。故肝膽多同病，因濕熱蘊結，入侵肝膽，膽汁外溢；或脾陽不運，濕熱內阻，膽汁外溢；以及肝鬱氣滯、肝膽濕熱、肝膽實火等所引起的病症，都屬本穴的治療範圍。

(2)筋的病證：陽陵泉是筋之會穴，為筋氣聚會之處。《難經·四十五難》云：「筋會陽陵泉」。故陽陵

泉是治療筋病的要穴，特別是下肢筋病，臨床較為常用。按摩該穴，具有舒筋和壯筋的作用。

(3)經脈通絡上的病證：依其足少陽經的循行、針感的走向和穴位的所在，循經取穴，本穴治療本經經脈循行通絡上的下肢、髀樞、脅肋、頸項病，以及肝膽火旺，循經上擾的眼、耳、頭部病變。

## ▶少海穴——心痛找少海

人身之經絡，互有關聯，一個地方出現疾病，很有可能是其他多種經氣綜合失調的結果。而人體之氣，一旦紊亂，只有找到最關鍵之處，才能將其糾正。少海，為古代地名，即渤海之意。手少陰心經所入為少海，海者，深闊無疆，少陰經最裡，部位最深。其治症複雜，表裡寒熱虛實或者七情志意之病均可取少海穴進行調理。

### 1穴位概述

該穴出自《針灸甲乙經》的「少海者水也。在肘內廉節後陷者中，動脈應手，手少陰脈之所入也，為

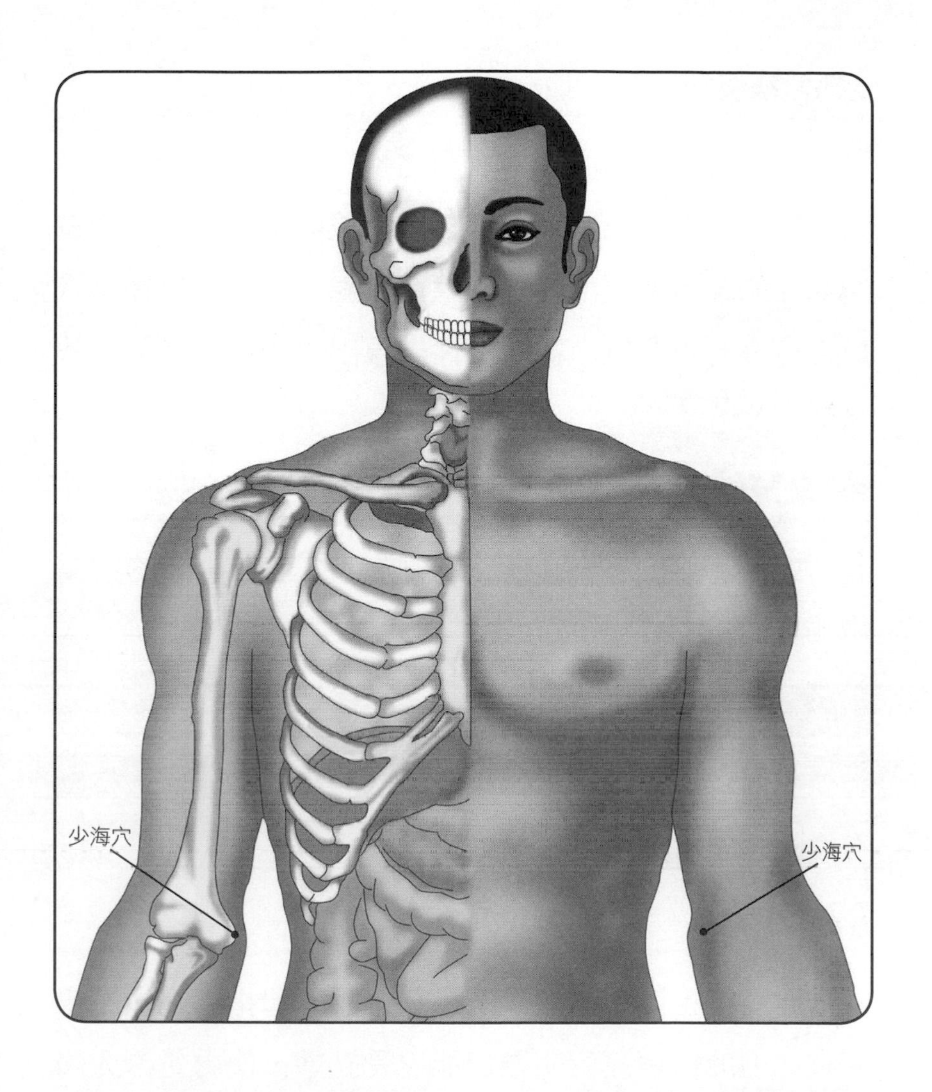


合」。該穴為手少陰心經之合穴，具有理氣通絡、益心安神的功效。

## 2穴名釋義

少，指手少陰心經；百川之匯曰海。該穴為手少陰之合穴，屬水，為脈氣彙集之處，故名少海。本穴物質為地部的經水與天部的雲氣匯合之處，水濕雲氣在本穴縮合冷降，穴內氣血總體特性表現出水的潤下特性，故其屬水。

## 3標準定位

屈肘，在肘橫紋內側端與肱骨內上髁連線的中點處。

## 4快速取穴

屈肘舉臂，以手抱頭，在肘內側橫紋盡頭處，按壓有痠脹感即為本穴。

## 5操作方法

屈肘向上，手微握拳，以另一手大拇指指端按壓少海穴，力度以痠痛感明顯但能忍受為準，使力量深入局部組織，每次按壓 2～3 分鐘，左右手交替操作，早晚各一次。

## 6主治功效

(1)該穴為手少陰心經穴位，能夠治療心痛、心悸等心疾。

(2)少海為手少陰的合穴，心屬火，水剋火，心火上炎導致的各種病症均可取少海穴進行治療。例如，心火導致的牙痛、頭暈目眩等都可透過按壓少海穴得以緩解。

(3)該穴下有從上臂走向前臂的血管和神經，故而該穴可治肩臂疼痛、腋窩部疼痛，下可治前臂麻木疼痛、肘關節痛、肘關節攣痛等。

(4)現代臨床中，常應用此穴治療癔症、精神分裂症、尺神經麻痺、肋間神經痛等。

## ▶尺澤穴——尺澤瀉肺熱

一些人脾氣很大，易發怒，但是卻能控制自己的情緒，不發火。委屈憋在心裡很難受，常會感到心中憋悶，喘不上氣來。這時不妨按摩一下尺澤穴，可以緩解這種不良情緒。五行學說中，怒屬肝，肝屬木；肺屬金，金克木，尺澤為肺之合穴，「合主逆氣而泄」，怒

則肝氣上逆，按壓尺澤穴可以泄上逆之肝氣。該穴在《備急千金要方》中稱為鬼受。《千金翼方》中稱尺澤為鬼堂，說明該穴作用奇特，對一些疾病有意想不到的效果。所以，掌握該穴，在日常生活中會幫助我們解決不少難題。

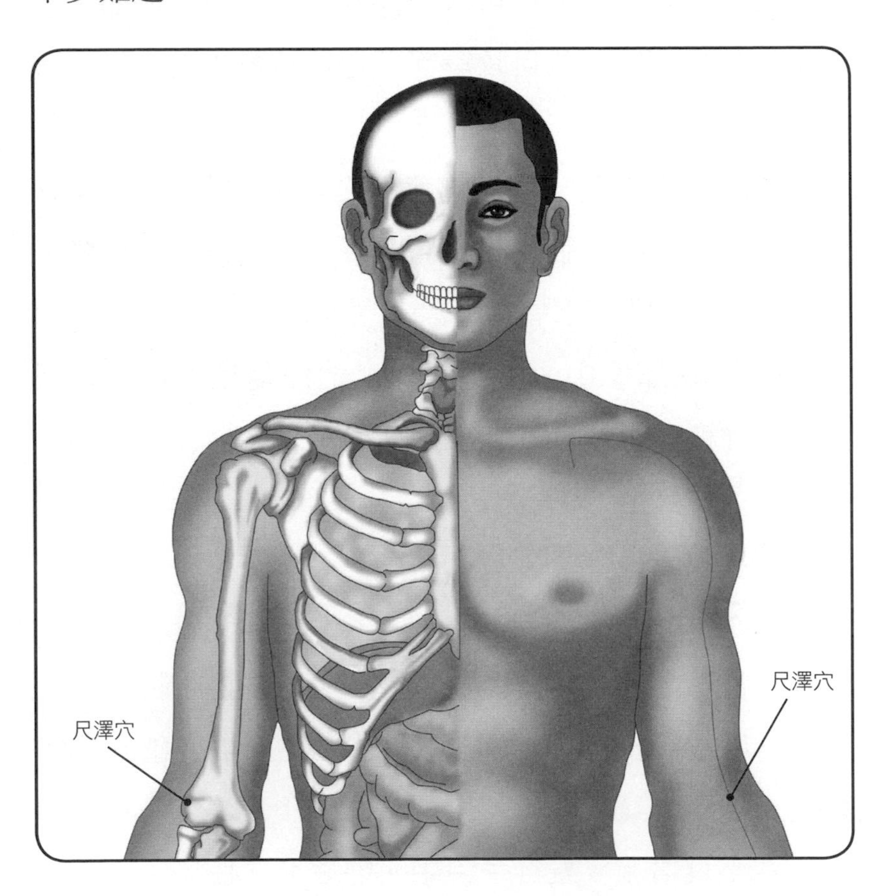

## 1穴位概述

該穴出自《靈樞・本輸》。該穴為手太陰肺經之合穴，具有清熱和胃、通絡止痛之功效。

## 2穴名釋義

尺是長度單位，在骨度分寸法中，從腕至肘為一尺。澤，水聚處也，喻手太陰肺經之氣流至此處，像水之歸聚，故名。

## 3標準定位

在肘橫紋中，肱二頭肌腱橈側凹陷處。

## 4快速取穴

伸臂，掌心向上，肘關節彎曲約呈 120°角時，肘窩處可摸取一繃起的大筋（肱二頭肌腱），在肘橫紋中，大筋外側緣即是該穴。

## 5操作方法

端坐位，一隻手伸臂向前，仰掌，掌心向上，肘彎曲約呈 120°角，用另一隻手中指指腹按壓尺澤穴，按壓的力度要適中，以按之痠痛明顯，甚至痠痛感向上下擴散但能夠忍受為準，按壓至局部透熱為宜，雙側交替按壓各 2 分鐘，早晚各一次。

### 6主治功效

(1)該穴為肺經之合穴，肺五行屬金，金生水，根據中醫理論「實則瀉其子」，刺激該穴可以瀉肺經實熱，治療肺熱引起的咳嗽、氣喘、咯血、咽喉腫痛等症。

(2)該穴對無名腹痛也有特效。

(3)該穴位於肱二頭肌腱的外側緣，故肘臂攣痛可取該穴治療。

(4)臨床觀察，刺激該穴可以降血壓，對高血壓患者有一定的療效。

(5)急性吐瀉、中暑、小兒驚風等急症，也可取該穴治療。

## ▶足三里穴——調腸胃找足三里

在炎熱的夏天，貪圖涼快的人們喜歡吹空調、吃冷飲，脾胃突然受到寒邪侵襲，很容易就發生腹痛、腹瀉等病症。適當按壓足三里穴，可有效緩解腹部不適。足三里穴位於足陽明胃經，是調理腸胃功能的保健要穴。所有腸胃問題，如胃痛、胃痙攣、脹氣、消化不良、十二指腸潰瘍、便秘、腹痛等症狀都可以按壓足三里緩解，因而《四總穴歌》中曰：「肚腹三里留」。按揉足三里，不僅對因受傷寒或飲食所引起的胃痛可起到很好的緩解或止痛的效果，還能緩解膝腿疼痛，對於下肢容易疲勞、沒辦法走路的人，按壓後可以讓雙腿變得比較有力。經常按揉足三里還可以增強抗病能力，保持旺盛的精力。

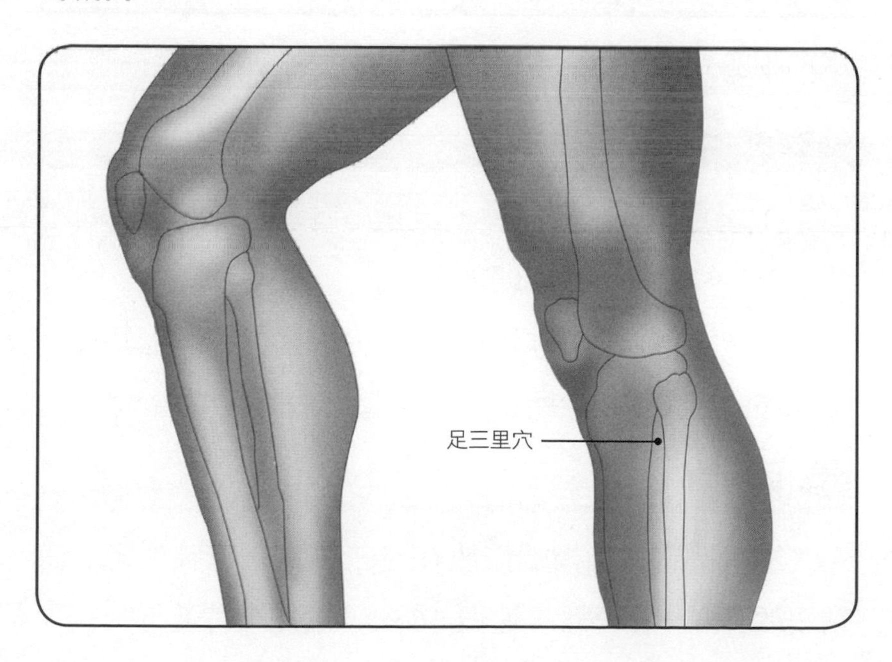

## 1穴位概述

該穴出自《靈樞·本輸》。該穴為足陽明胃經之合穴，五行屬土，具有健脾和胃、扶正培元之功效。

足三里穴

## 2穴名釋義

足，下肢。三，數詞。里，古代有以里為寸之說，穴在下肢，位於膝下 3 寸，故名。

## 3標準定位

小腿外側，犢鼻穴下 3 寸，脛骨前緣外一橫指處。

## 4快速取穴

(1)坐位屈膝，取犢鼻，自犢鼻向下量 4 橫指（即 3 寸）處，按壓有痠脹感即為本穴。

(2)站立彎腰，用同側手張開虎口圍住髕骨上外緣，餘 4 指向下，中指尖所指處，按壓有痠脹感即為本穴。

## 5操作方法

端坐，將拇指指端按放在足三里穴處正確位置，做點按活動，一按一鬆，連做 36 次。兩側交替進行。

## 6主治功效

按摩該穴可治療以下疾病：

(1)消化系統疾病：急、慢性胃腸炎，胃痙攣，胃、十二指腸潰瘍，胃下垂，腸炎，痢疾，急、慢性胰腺炎，闌尾炎，腸梗阻，肝炎，消化不良，小兒厭食，輔助胃鏡檢查。

(2)循環系統疾病：高血壓，冠心病，心絞痛，貧血，風濕熱症。

(3)呼吸系統疾病：支氣管炎，支氣管哮喘。

(4)泌尿生殖系統疾病：腎炎，膀胱炎，遺尿，陽痿，遺精。

(5)婦產科疾病：月經不調，功能性子宮出血，盆腔炎。

(6)精神神經系統疾病：頭痛，失眠，神經衰弱，小兒麻痺，面神經麻痺，腦血管病，癲癇。

## ▶次髎穴——調經止痛按次

很多年輕女性都飽受痛經的困擾，常發生在月經前和月經期，偶然發生在月經期後數日內。出現下腹痙攣痛和脹痛，可放射至腰骶部、大腿內側及肛門周圍，劇痛時還可發生虛脫現象。中醫認為，痛經主要是由於月經時或經前或經後受到致病因素的影響，導致經絡瘀阻，寒凝經脈，氣血不通，「不通則痛」。次髎穴是膀胱經與肝經的交會穴，又膀胱與腎相表裡，艾灸次髎穴具有補腎疏肝、溫經通絡、調經止痛的作用，可以治療女性的痛經、月經不調等病症。

另外，次髎穴還是臨床治療各種腰痛的主要穴位之一。腰痛是患者自覺腰部疼痛的一類病症，常見於現代醫學的腰部肌肉風濕、勞損、腰椎病變及部分內臟的病變，它們為腰部的肌肉、韌帶和關節發生病變或損傷所導致。中醫認為，腰痛多因感受外邪、損傷和勞欲過度，導致腎虛、內積有瘀濕，使腰部的膀胱經和督脈經絡氣血阻滯、失於濡養而產生。次髎穴位於足太陽膀胱經繞行腰骶髂，經氣容易產生阻滯的部位，刺激次髎穴，能起到補腎壯腰、活血祛瘀、祛濕止痛，並直接疏通太陽局部瘀滯之經氣，使之通則不痛。

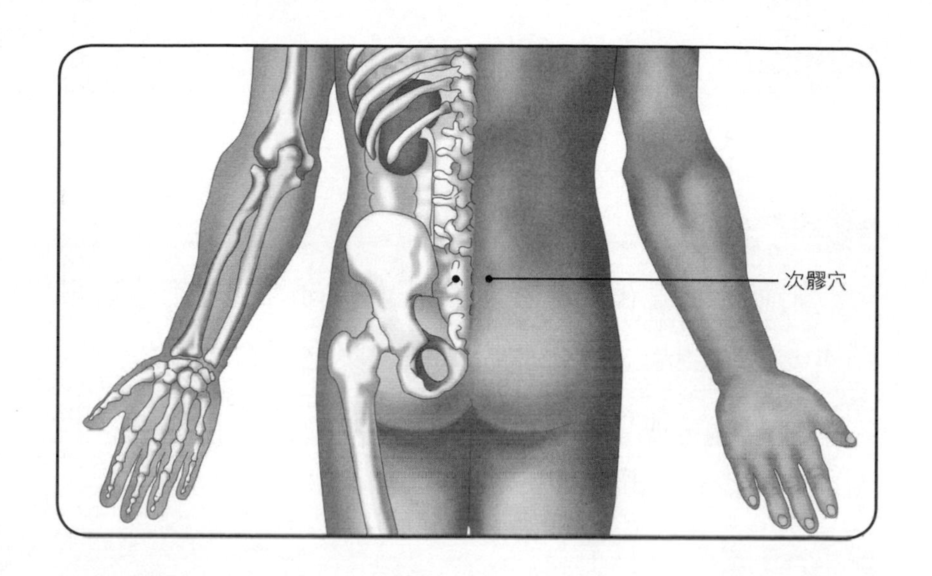


## 1穴位概述

該穴出自《針灸甲乙經》。該穴屬足太陽膀胱經，具有補益下焦、強腰利濕之功效。

## 2穴名釋義

次，與上髎穴相對為次也。髎，孔隙也。該穴名意指膀胱經的地部經水由此從體表流入體內。本穴物質為膀胱經上部經脈下行的地部水液，至本穴後，由本穴的地部孔隙從地之天部流入地之地部，故名。

### 3標準定位

在髂後上棘與後正中線之間，第 2 骶骨孔中。

### 4快速取穴

俯臥，骨盆後面，從髂脊最高點向內下方骶角兩側循摸一高骨突起，即是髂後上棘，與之平齊，髂骨正中突起處是第 2 骶椎棘突，髂後上棘與第 2 骶椎棘突之間即第 2 骶後孔，此為取穴部位。

### 5操作方法

讓患者坐位或俯臥位，用拇指指壓穴位上著力，做點、按、揉的運動 2～3 分鐘，至穴下有明顯痠、麻、脹、痛等感覺；也可用手掌大魚際部由上向下按擦即可，持續 5～10 分鐘至局部潮紅透熱為度。每日1～2次。女性可以在月經前一週就開始按揉次髎穴做預防性治療，痛經的情況便能得到緩解，若能堅持 3～4 週效果更佳。

### 6主治功效

按摩此穴可治療腰骶疼痛，月經不調，赤白帶下，陰挺，痛經，疝氣，下肢痿痺，及坐骨神經痛、盆腔炎。該穴還可用於催產、引產等。現代常應用此穴治療腰骶神經痛、腰骶關節炎、子宮內膜炎、盆腔炎、性功能障礙、泌尿系感染等病症。

## ▶三陰交穴——婦科病找三陰交

很多女性常出現手腳冰涼，且伴有痛經的現象。疼痛來襲時，有些女性甚至痛不欲生，嚴重影響了工作和生活。這些都是女性的寒性體質所致。對於手腳冰涼、精血中有大量血塊的寒性體質的痛經患者，透過按摩三陰交穴可以產生較好的緩解作用。按摩三陰交能夠讓精血下行，經前在下腹部、腰骶部出現疼痛時操作，會讓瘀滯的精血排出，疼痛也隨之消失或減輕。許多產婦會出現腰腹痛的症狀，按摩三陰交對於氣血不通、腎氣不足、濕寒侵襲、過度勞累等原因造成的產後腰腹痛有較好的療效。

三陰交穴是十總穴之一，是女性比較重要的穴位。所謂「婦科三陰交」，顧名思義，此穴對於婦科病症甚有療效。凡經期不順，白帶、月經過多或過少，經前綜合症，更年期綜合症等，皆可治療。又因此穴為足太陰脾經、足少陰腎經、足厥陰肝經交會之處，因此其應用廣泛，除可健脾益血外，也可調肝補腎，亦有安神之效，可幫助睡眠。

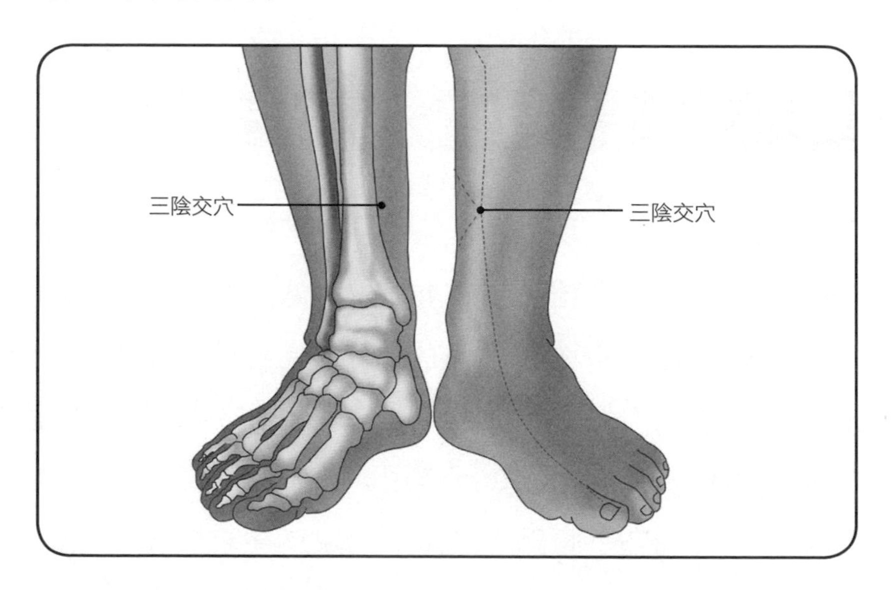


## 1穴位概述

該穴出自《針灸甲乙經》。該穴屬足太陰脾經，為足太陰、足厥陰、足少陰之交會穴，有健脾理血、益腎平肝的功效。

## 2穴名釋義

三陰，足三陰經也。交，交會也。該穴名意指足部的三條陰經中氣血物質在本穴交會。本穴物質有脾經提供的濕熱之氣，肝經提供的水濕風氣，腎經提供的寒冷之氣，三條陰經氣血交會於此，故名。

## 3標準定位

內踝尖直上 3 寸，脛骨內側面後緣。

## 4快速取穴

(1)側坐垂足，在內踝尖直上 4 橫指（即 3 寸）處，脛骨內側面後緣，按壓有痠脹感即為本穴。

(2)側坐垂足，手 4 指併攏，小指下邊緣緊靠內踝尖上，食指上緣所在的水平線與脛骨後緣的交點處，按壓有痠脹感即為本穴。

## 5操作方法

取坐位，小腿放於對側大腿上，用拇指按於三陰交穴，順時針方向按揉約 2 分鐘，以局部有痠脹感為佳。

## 6主治功效

按摩該穴可治療以下疾病：

(1)消化系統疾病：急慢性腸炎，細菌性痢疾，肝脾腫大，腹水浮腫，肝炎，膽囊炎。

(2)泌尿生殖疾病：腎炎，尿路感染，尿瀦留，尿失禁，乳糜尿。

(3)婦產科疾病：月經失調，功能性子宮出血，痛經，帶下，更年期綜合症，陰道炎，盆腔炎，前陰瘙癢，胎位異常，子宮下垂，難產。

## ▶血海穴——月經不調揉血海

如今，很多女性都出現月經不調的症狀，月經量過少就是月經不調的一種表現。中醫認為，月經過少多因血液生成不足，也就是血虛引起的，而引起血虛的重要原因是脾胃虛弱。「脾為後天之本，氣血生化之源」，脾胃所化生的水穀精微是化生血液的基本物質。如果脾胃虛弱，不能運化水穀精微，化源不足，往往導致血虛，月經量就會過少。

月經不調對女性身體有很大危害。月經量少，一方面可透過食補來調理，日常多吃些牛肉、雞肉、糯米、大豆、大棗、龍眼等；另一方面，也可運用簡單易行又有效的穴位按摩法來調理。血海穴是脾經所生之血的聚集之處，補氣血名正言順，平時多按壓幾次血海穴，就等於在刺激血海的血液向四周運行。血液運行通暢了，月經量少的問題自然就得以解決。

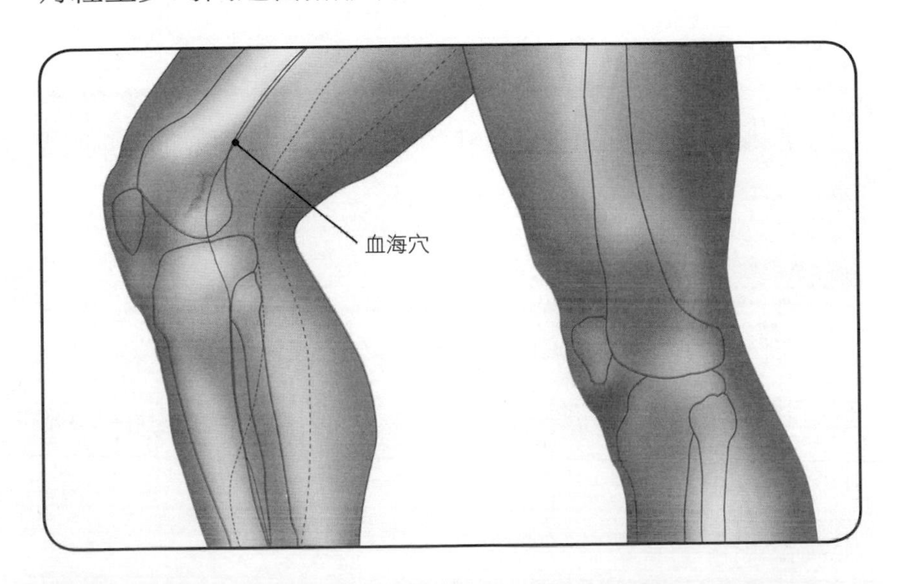


## 1穴位概述

該穴出自《針灸甲乙經》。該穴屬足太陰脾經，具有健脾化濕、調經統血之功效。

## 2穴名釋義

血，受熱變成的紅色液體也。海，大也。該穴名意指本穴為脾經所生之血的聚集之處。本穴物質為陰陵泉穴外流水液氣化上行的水濕之氣，為較高溫度和濃度的水濕之氣，在本穴呈聚集之狀，氣血物質充斥的範圍巨大如海，故名。

## 3標準定位

屈膝，髕骨內上緣 2 寸，當股四頭肌內側頭的隆起處。

## 4快速取穴

側坐屈膝 90°，用左手掌心按於右膝髕骨上緣，二至五指向上伸直，拇指與其他 4 指約呈 45°，拇指尖所指處即為本穴。

## 5操作方法

一條腿伸直坐下，另一條腿立起膝蓋。一隻手固定膝蓋，另一隻手的拇指按穴位，做小範圍按揉。呼氣按壓，吸氣放鬆。也可用拇指先按順時針方向按揉血海穴約 1 分鐘，然後逆時針方向按揉約 1 分鐘，以局部有痠脹感為宜。

## 6主治功效

(1)該穴主治肝腎、皮膚及本經脈所過部位的疾患。如月經不調、功能性子宮出血、子宮內膜炎、崩漏帶下、痛經、經閉、產後血暈、陰部瘙癢、疥瘡、瘡瘍、丹毒、淋病、濕疹、蕁麻疹、皮膚瘙癢症、神經性皮炎、睾丸炎、貧血、下肢潰瘍、膝關節炎等。

(2)現代多應用此穴治療功能性子宮出血、睾丸炎、蕁麻疹、濕疹、皮膚瘙癢症、神經性皮炎、貧血、便血、尿血、下肢癱瘓、膝關節及其周圍軟組織炎等。

## ▶肩井穴——乳癰按肩井

急性乳腺炎，又稱乳癰。乳癰多由肝氣不舒、胃熱蘊滯、肝胃不和，以致經絡阻塞、氣滯血凝、邪熱蘊結而成。臨床症狀有乳房脹痛、畏寒、發熱，局部紅、腫、熱、痛，觸及硬塊，白細胞升高。多發於產後 1～2 個月的哺乳期婦女，尤其是初產婦。病菌一般從乳頭破口或皸裂處侵入，也可直接侵入引起感染。本病雖然有特效療法，但發病後痛苦，乳腺組織破壞引起乳房變形，影響餵奶。因此，此病預防重於治療。《百症賦》中有「肩井治乳癰而極效」的記載，即單取肩井穴進行點按，對急性乳腺炎的治療有一定的效果。另外，按揉肩井穴還可以對氣血不足引起的朝重夕輕性頭痛有輔助治療的效果。同時，肩井穴也是治療腰酸背痛的一個特效穴，多按揉可以有效止痛，緩解病情。

肩井穴具有疏導水液的作用，氣血物質為天部的涼濕水氣及地部經水。肩井穴為足少陽膽經之腧穴，肝膽相表裡；肩井穴又與足陽明胃經相交會，故點按肩井穴既能疏泄肝經之鬱結，又能解胃經之積熱。

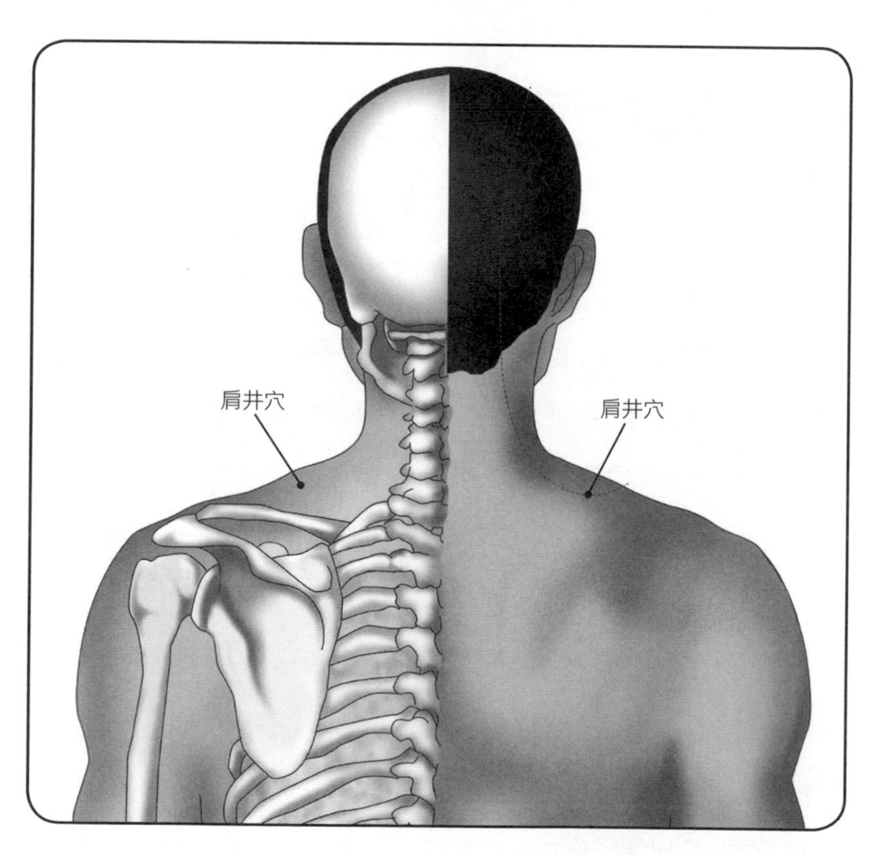

## 1穴位概述

該穴出自《針灸甲乙經》。該穴屬足少陽膽經，為手、足少陽經與陽維脈之交會穴，具有祛風清熱、活絡消腫的功效。

## 2穴名釋義

肩，指穴在肩部也；井，地部孔隙也。肩井穴名意指膽經的地部水液由此流入地之地部。本穴物質為膽經上部經脈下行而至的地部經水，至本穴後，經水由本穴的地部孔隙流入地之地部，故名肩井穴。

## 3標準定位

大椎穴與肩峰連線的中點。

## 4快速取穴

(1)坐位，在肩上，當大椎與肩峰端連線的中點，即乳頭正上方與肩線交接處。

(2)以手掌後第 1 橫紋按在肩胛岡下緣，拇指按在第 7 頸椎下，其餘四指併攏按在肩上，食指靠於頸部，中指屈曲，當中指尖處。

## 5操作方法

端坐，取患乳同側肩井穴，以拇指指腹或以食指跪指點按，以透力為度，使患者肩部或胸部、上肢出現麻木感，持續 3～5 分鐘即可，每日 2 次。個別病情較重者，可點按 10 分鐘。

## 6主治功效

該穴主要治療痛症，無論是牙痛、頭痛、眼痛、肩膀痛，還是乳房脹痛，所有上半身的痛症，都有一定的療效，它是治療痛症的要穴。現代常應用此穴治療肩頸部軟組織疾患及乳腺炎等。

# 第五章　腰背腿部止痛特效穴

腰背腿部疼痛具有治療困難、療程長、容易復發的特點，已成為現代社會難以醫治的痼疾，嚴重地影響著人們的生活品質。腰背腿部疼痛多因扭閃外傷、慢性勞損及感受風寒濕邪所致，只有弄清楚病因才能對症施治，獲得較好的治療效果。在本章中，你能找到快速解決這些問題的答案。

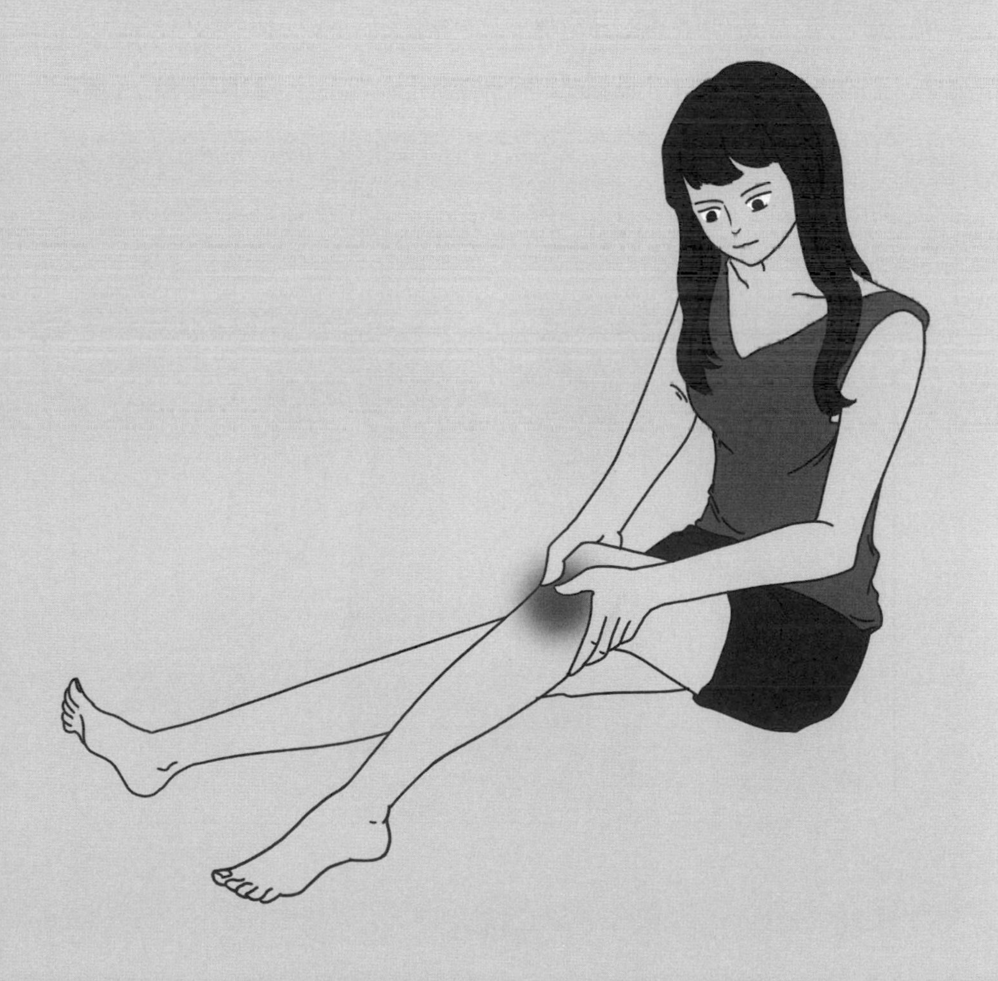

## ▶後溪穴——急性腰痛按後溪

有時突然扭傷腰部，或閃了腰，或睡覺腰部受涼，都會引起急性腰痛，疼痛起來翻身困難，直不起腰。教您一個簡單有效的辦法，可以很快緩解急性腰痛。當我們微握拳時，在我們小指末節後的遠側掌橫紋（感情線）頭，赤白肉際相交處有一個穴位——後溪穴，用力掐按這個穴位，並慢慢轉動腰部，您會發現腰能活動了，還不怎麼疼了。後溪穴是手太陽小腸經的輸穴，又通於督脈，所以可以治療腰痛，是治療急性腰痛的特效穴。

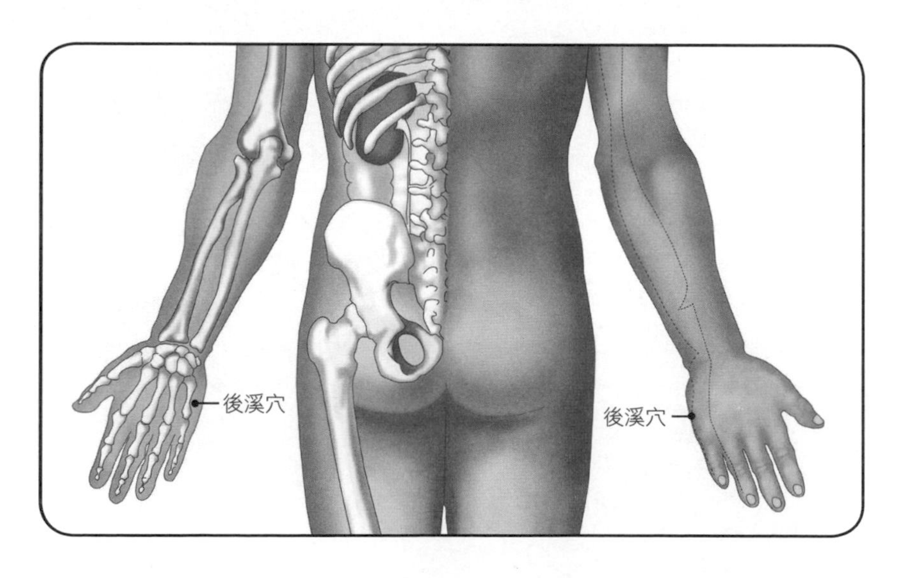

## 1穴位概述

該穴出自《靈樞·本輸》。該穴為手太陽小腸經之輸穴，為八脈交會穴之一，通督脈，具有清心安神、通經活絡的功效。

## 2穴名釋義

後，指第五掌指關節後。該穴在第五掌指關節後方，微握拳，當尺側橫紋頭處，其形猶如溝溪，故名後溪。

## 3標準定位

在手掌尺側，微握拳，第5掌指關節後的遠側掌橫紋頭赤白肉際處。

## 4快速取穴

在手掌尺側，微握掌，第 5 掌指關節後，有一皮膚皺褶突起，其尖端處即是本穴。

## 5操作方法

端坐仰掌，手微握拳，用另一手的拇指指尖掐按後溪穴，力度以能耐受為度，痠痛感明顯，注意不要掐破皮膚。早晚各一次，每次掐按 1～2 分鐘，左右手交替操作。

### 6主治功效

(1)本穴為手太陽小腸經之輸穴，輸主體重節痛，故有散風寒、祛風濕、通經絡、止痺痛之功效。該穴又為八脈交會穴之一，通於督脈，是治療頭項疼痛的要穴，主治頭項、頸肩部疼痛，肘臂小指拘急疼痛等。

(2)小腸經與心經相表裡，本穴歸於小腸經，可調心經之氣，具有清心安神之功效，主治癲、狂、癇、臟燥等症。

(3)本穴還有疏散風熱、聰耳利咽之功效，用於治療耳聾、耳鳴、目眩、咽痛等症。

(4)現代常應用此穴治療神經系統疾病、五官科疾病、運動系統疾病及扁桃腺炎、瘧疾、黃疸等症。

## ▶委中穴——腰背委中求

老年人容易出現腰酸背痛的現象，但現在許多年輕人由於長時間坐在電腦前，也常會出現腰痠背痛的現象，所以腰背的保健成了一項重要的內容。中醫常說：「腰背委中求。」意思就是腰背部疼痛不適，應當向委中求救。委中不但對腰背部疼痛有特效，而且對下肢痿痺、遺尿、丹毒等都有很好的療效，是日常保健必不可少的穴位。

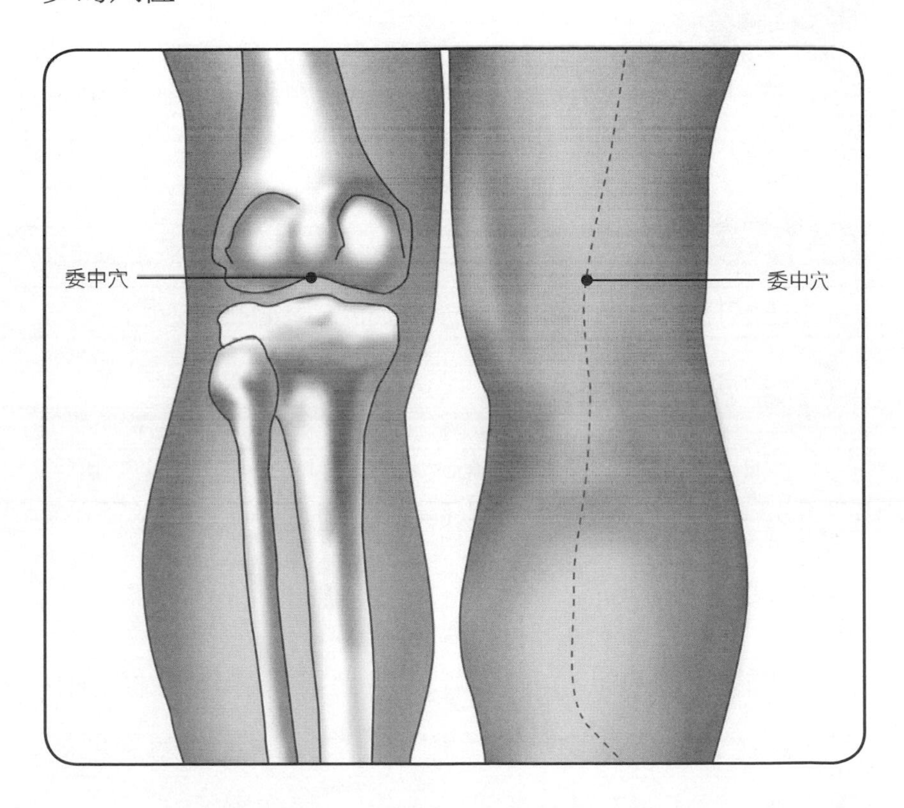

## 1穴位概述

該穴出自《素問・水熱穴論》。該穴為足太陽膀胱經之合穴，具有舒筋活絡、泄熱清暑、涼血解毒之功效。

## 2穴名釋義

委，指委曲；中，指正中。該穴在膕窩橫紋中央，委曲而取之，適當本穴，故名。

## 3標準定位

在膕橫紋中點，當股二頭肌腱與半腱肌的中間。

## 4快速取穴

俯臥位，在膕橫紋中點，屈膝時兩條繃起的大筋之間凹陷中，按之痠痛明顯處即為本穴。

## 5操作方法

被施術者俯臥位，施術者用大拇指指腹點揉委中穴。點揉的力度要均勻、柔和，使力量達到深層局部組織，以有痠痛感為佳。早晚各一次，每次點揉 5 分鐘，兩側委中穴交替點揉。

## 6主治功效

(1)本穴歸於足太陽膀胱經，膀胱經屬水，水性寒涼，故有清熱瀉火、涼血止血之功效，善治血症，有血郤之稱，主治鼻出血、丹毒等。

(2)本穴位居膕窩，具有舒筋活絡、祛風濕、止痺痛之功效，主治腰痛、下肢痿痺、半身不遂等。

(3)膀胱主貯、排尿液，具有固攝尿液和通利小便之功效，用於治療遺尿、小便困難等。

(4)本穴為膀胱經之合穴，屬土，土能剋水，以制約膀胱水盛太過，故有健脾、祛濕、和胃之功效，用於治療腹痛、吐瀉等症。

(5)現代常應用此穴治療運動系統疾病，如腰背痛、急性腰扭傷；消化系統疾病，如急性胃腸炎、痔瘡；神經系統疾病，如坐骨神經痛、癲癇；皮膚病，如濕疹、蕁麻疹、銀屑病等。

## ▶太沖穴——腰痛按太沖

很多人都有過急性腰痛的經歷，多數是由於勞累過

度、不正常的姿勢、精神緊張以及不合適的寢具等因素引起。腰部疼痛導致活動不便，令人痛苦不堪。如果突然出現腰痛，不妨按按太沖穴，能很好地緩解症狀。

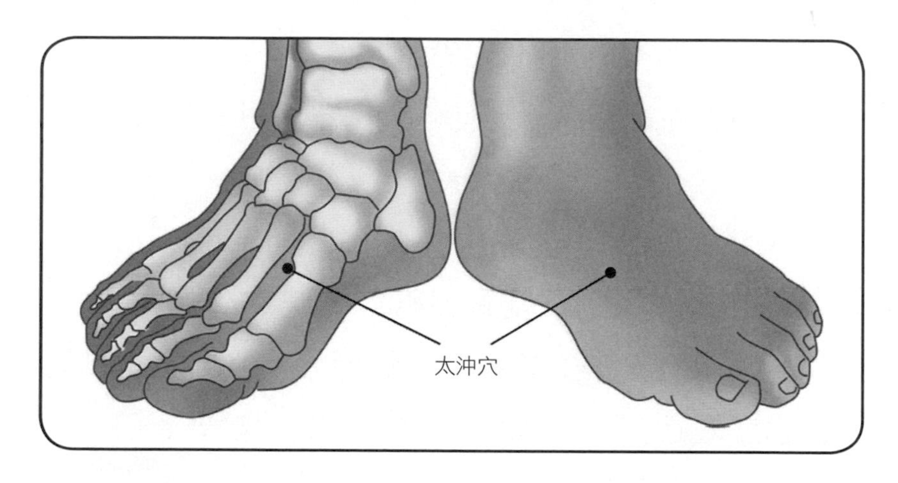


## 1穴位概述

該穴出自《靈樞・本輸》。該穴為足厥陰肝經之輸穴，為肝之原穴，具有平肝泄熱、舒肝養血、清利下焦的功效。

## 2穴名釋義

太，大也；沖，沖射之狀也。該穴名意指肝經的水濕風氣在此向上沖行。本穴物質為行間穴傳來的水濕風氣，至本穴後，因受熱而脹散，化為急風沖散穴外，故名。

### 3標準定位

位於足背側，第 1、2 蹠骨結合部之前凹陷處。

### 4快速取穴

側坐伸足或仰臥位，在足背，第 1、2 蹠骨間，蹠骨底結合部前方凹陷中，可觸及動脈搏動處即為本穴。

### 5操作方法

用拇指指尖對穴位慢慢地進行垂直按壓。一次持續 5 秒鐘左右，進行到疼痛緩解為止。

### 6主治功效

該穴位可治療以下病症：

(1)神經系統疾病：高血壓，頭痛頭暈，失眠多夢。

(2)泌尿生殖系統疾病：月經不調，功能性子宮出血，子宮收縮不全，遺尿，癃閉，淋病，陰縮，泌尿系感染。

(3)消化系統疾病：腹痛腹脹，咳逆納差，大便困難或溏瀉。

(4)五官科疾病：目赤腫痛，咽痛喉痺。

(5)心血管系統疾病：心絞痛，胸膺脹痛。

(6)外科疾病：疝氣，乳癰，腸炎，頸淋巴結核。

(7)其他疾病：肝炎，血小板減少症，四肢關節疼痛，肋間神經痛，下肢痙攣，各種昏迷。

## ▶環跳穴——腰腿疼痛按環跳

隨著生活水準的提高和工作性質的改變，越來越多的人面臨長期坐位工作，加之不正確的坐姿，很多人都罹患了腰腿痛。也正是這種常見的疾病，受到了越來越多學者的注意，並進行了多方面的研究。在眾多治療方法中，除外科手術可以達到較理想的療效外，中醫治療效果也備受關注。其中，環跳穴作為足少陽膽經穴位，與坐骨神經關係密切，是中醫治療腰腿痛、下肢痿痺、坐骨神經痛等疾病的重要穴位。

### 1穴位概述

該穴出自《針灸甲乙經》的「腰脅相引痛急，髀筋瘈，脛痛不可屈伸，痺不仁，環跳主之」。該穴屬足少陽膽經，為足少陽、足太陽之交會穴，具有祛風化濕、

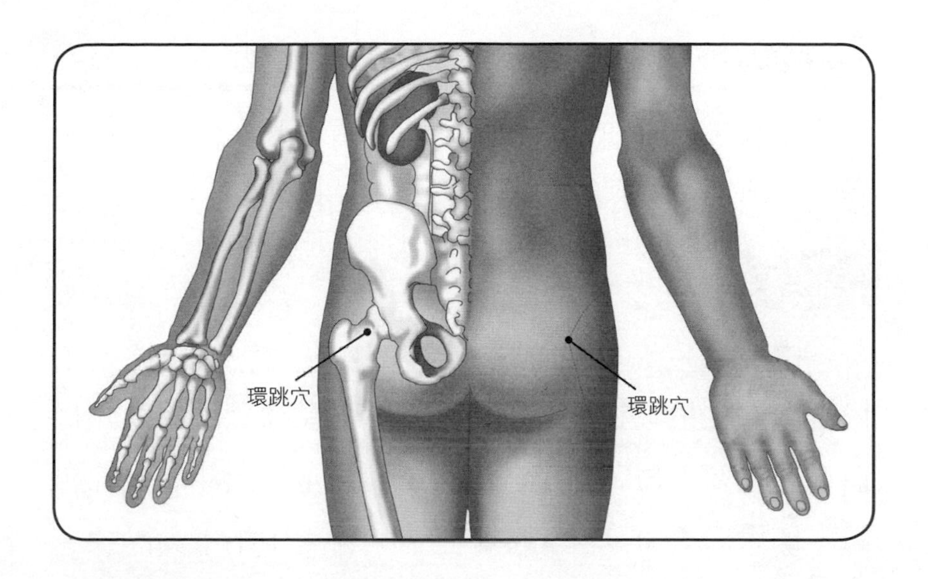


強健腰膝的功效。

## 1穴名釋義

環，指環曲；跳，指跳躍。穴髀樞中，側臥伸下足，屈上足取之，因其屈膝屈髖呈環曲，如跳躍狀，故名環跳。

## 2標準定位

股骨大轉子(大腿上方凸起的骨頭)與骶管裂孔連線的外 1/3 與內 2/3 的交界處。

## 3快速取穴

側臥，伸下腿，屈上腿呈 90°角，以小指關節橫紋按在大轉子上，拇指指脊柱，當拇指指尖處是穴。

## 4操作方法

由於此穴區肌肉豐厚，應當由他人代為按揉。俯臥位或站立位，施術者屈肘，以肘尖點揉環跳穴。點揉時，力度要均勻、柔和、滲透，使力量達到深層局部組織，切忌用蠻力。自我按摩時，適合用中指用力點揉。每天早晚各一次，每次 3～5 分鐘，雙側環跳穴交替點揉。

## 5主治功效

(1)本穴歸於足少陽膽經，為足少陽、足太陽兩脈之會，位居臀部，具有祛除風濕、舒筋活絡、活血化瘀、散寒止痛之功效，為治療腰腿痛之要穴，主治腰胯疼痛、半身不遂、下肢痿痺、扭閃腰痛、膝踝腫痛不能轉側等。

(2)本穴屬足少陽膽經，具有疏散少陽風熱、和營止癢之功效，主治遍身風疹等。如配內關、曲池、血海、陽溪穴，可治遍身風疹。

(3)現代常應用此穴治療運動系統疾病，如坐骨神經痛、腦血管病後遺症、腰腿痛、髖關節及周圍軟組織疾病。

## ▶承山穴——腰痛找承山

雨水時節，老人、產婦、體弱者無充足陽光受寒於外，易患關節痛，尤其是腰部最易受影響。此時，可透過按揉承山穴來緩解疼痛。由姿勢不當、腰肌勞損等引起的偶發腰痛，同樣可以透過按揉承山穴來緩解。經常按壓此穴，可舒筋活絡、壯筋補虛，對緩解腰背疼痛、腿疼轉筋、小腿痙攣等效果良好。在緩解肌肉緊張的同時，還可消除疲勞感。

此外，經常按摩此穴還能舒暢同一條經絡上的經氣，散寒祛濕，對痔瘡、便秘等肛門部疾患也有療效。按摩承山穴還能降低直腸瘀血，促使痔靜脈的收縮，治各種痔疾，不論內、外、混合痔，其消炎、止痛效果迅速，是治療痔疾的經驗穴，

被歷代醫家所公認。此外，本穴還有理氣散滯之功

效，能治療大便秘結，而避免便秘是防治痔瘡的重要措施。

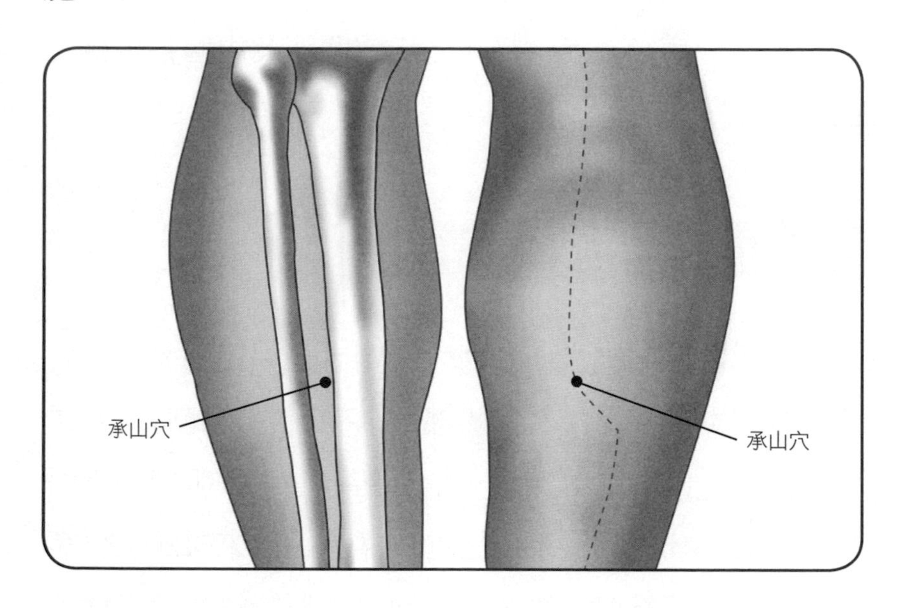


## 1穴位概述

該穴出自《靈樞·衛氣》。該穴屬足太陽膀胱經，具有理氣止痛、舒筋活絡的功效。

## 2穴名釋義

承，承受、承托也；山，土石之大堆也，此指穴內物質為脾土。承山穴名意指隨膀胱經經水下行的脾土微粒在此固化。本穴物質為隨膀胱經經水下行而來的脾土與水液的混合物，行至本穴後，水液氣化，而乾燥的脾土微粒則沉降穴周，沉降的脾土堆積如大山之狀，故名承山。

## 3標準定位

位於小腿後面正中，腓腸肌兩肌腹之間凹陷的頂端。

## 4快速取穴

(1)俯臥位，當伸直小腿或足跟上提時，腓腸肌肌腹下出現的尖角凹陷處即是本穴。

(2)俯臥位，在小腿後區，膕橫紋中點與外踝尖連線的中點可觸及一凹陷處，按壓有痠脹感即為本穴。

## 5操作方法

兩拇指疊放在一側穴位上，施加一定壓力，做大範圍環形按揉。按壓 1 分鐘，停 30 秒再按壓 1 分鐘。

## 6主治功效

按摩該穴可治療以下病症：

(1)運動系統疾病：腰肌勞損，腓腸肌痙攣，下肢癱瘓。

(2)肛腸科疾病：痔瘡，脫肛，便秘。

(3)精神神經系統疾病：坐骨神經痛，小兒驚風。

(4)其他：腳氣，痛經。

## ▶湧泉穴——風濕關節痛按湧泉

風濕病多發生在中老年人身上，是一種常見的結締組織炎症，可為急性或慢性，危害大。當風濕病反覆發作時可累及心臟，成為「風濕性心臟病」。患了風濕病除需要積極就醫外，還可以透過按摩湧泉穴來緩解。

風濕病多為正氣不足、邪氣乘虛而入致病。患者腠理疏鬆，風寒易侵，經絡無以溫煦而痺阻，故治療需從固護正氣、溫陽通絡來考慮。而一身陽氣之根本在於腎，透過刺激湧泉穴以激發腎氣，使周身之陽氣充盛，增強抵禦外邪的能力，使外邪不易入侵致痺。且周身之陽氣得以生發，則經絡受陽氣溫煦而通行，氣血得以運行順暢，濡養筋骨和關節，使得疼痛、麻木、重著、屈伸不利等症狀得以緩解。

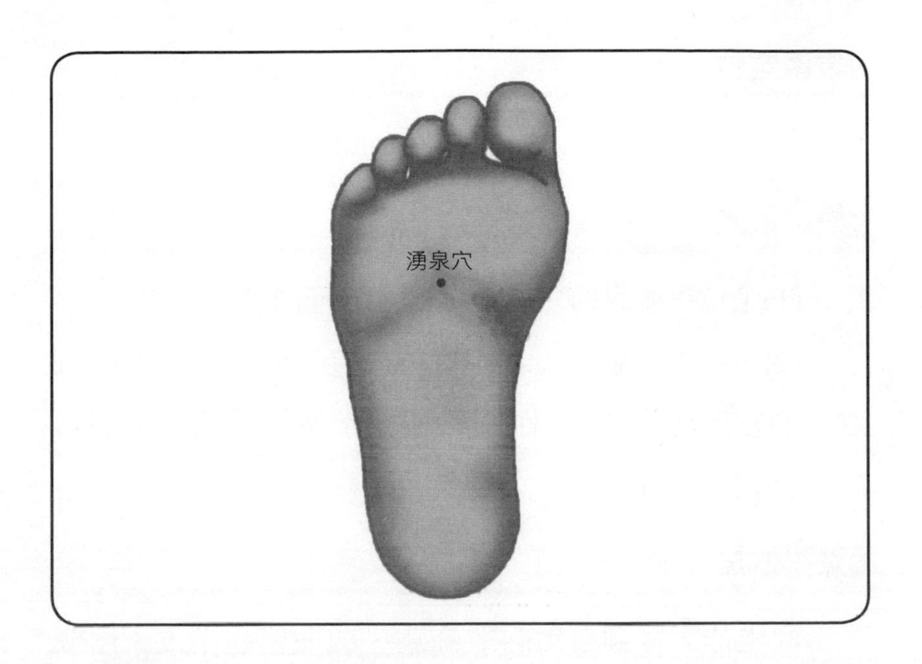


## 1穴位概述

該穴出自《靈樞・本輸》。該穴為足少陰腎經之井穴，五行屬木，具有泄熱寧神、蘇厥開竅的功效。

## 2穴名釋義

湧，外湧而出也。泉，泉水也。該穴名意指體內腎經的經水由此外湧而出體表。本穴為腎經經脈的第一穴，它聯通腎經的體內體表經脈，腎經體內經脈中高溫高壓的水液由此外湧而出體表，故名。

## 3標準定位

足底（去趾）前1/3，足趾蹠屈時呈凹陷處。

## 4快速取穴

(1)坐位，卷足時，在足底掌心前面正中凹陷處。

(2)坐位或仰臥位，在足底部，卷足時，足前部凹陷處，約在足底第 2～3 趾蹼緣與足跟連線的前 1/3 與後 2/3 交點的凹陷處。

## 5操作方法

取坐位，雙腳自然向上分開，或取盤腿坐位，用雙拇指從足跟向湧泉穴做前後反覆的推搓；或用雙手掌自然輕緩地拍打湧泉穴，最好以足底部有熱感為宜。

## 6主治功效

按摩該穴可治療以下病症：

(1)精神神經系統疾病：休克，暈車，腦出血，失眠，癔症，癲癇，精神病，小兒驚風，神經性頭痛，舌骨肌麻痺。

(2)五官科疾病：咽喉炎，咽痛，失音，急性扁桃腺炎。

(3)消化系統疾病：胃痙攣，黃疸。

(4)泌尿生殖系統疾病：遺尿，尿瀦留。

(5)運動系統疾病：足底痛，下肢肌痙攣。

## ▶承扶穴——腰脊臀痛找承扶

有不少人在腰痛的同時，常常伴有大腿部後側正中疼痛或麻木，這時除了按揉腰痛的局部以緩解疼痛之外，在大腿後側正中上部，兩側臀橫紋中點各有一個穴位——承扶穴，點按該穴也可以有效緩解腰疼。該穴的

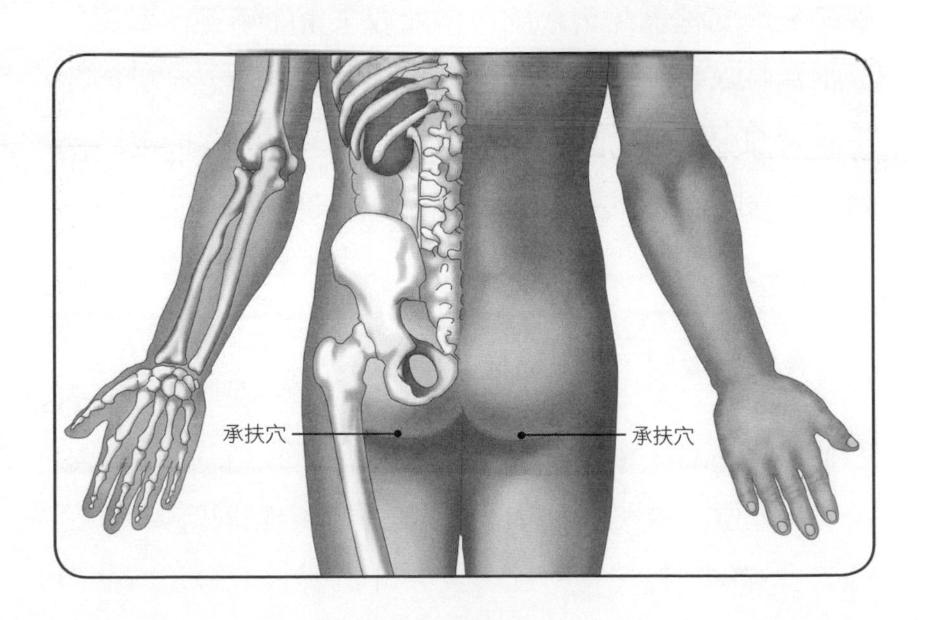

深層是人體最粗大的神經——坐骨神經通過的地方，時常點揉，可以刺激坐骨神經，使之興奮，以減輕腿部的疼痛、麻木等不適感。該穴對於大腿保健很重要，有疾可除，無疾保健。另外，該穴對於痔瘡也有治療作用。

## 1穴位概述

該穴出自《針灸甲乙經》。該穴屬足太陽膀胱經，具有通便消痔、舒筋活絡的功效。

## 2穴名釋義

承，承擔、承托也。扶，扶助也。承扶穴名意指膀胱經的地部經水在此大量蒸發外散。氣血物質在本穴的變化為吸熱氣化，水濕氣化上行於天部，脾土微粒則固化於穴周，固化的脾土物質質乾堅硬，能很好地承托並阻止隨膀胱經經水流失的脾土，故名承扶。

## 3標準定位

在大腿後面，臀下橫紋的中點。

## 4快速取穴

俯臥位，於大腿與臀部交界之臀溝中點取穴。

### 5操作方法

被施術者俯臥位，施術者屈肘，用肘尖點揉承扶穴。點揉的力度要均勻、柔和、滲透，使力量達到深層局部組織，以有痠痛感為佳。早晚各一次，每次點揉3～5分鐘，兩側承扶穴交替點揉。

### 6主治功效

(1)本穴有通經絡、祛風寒、止痺痛之功效，主治腰、骶、臀、股部疼痛，以及下肢癱瘓等。

(2)本穴有調肛理腸、清熱化瘀之功效，用以治療痔瘡等病。《針灸大成》曰：「承扶治灸痔尻臀腫，大便難、陰包有寒，小便不利。」本穴配次髎、長強、會陽、承山、二白穴，可治濕熱瘀滯的痔瘡。

(3)現代常應用此穴治療神經系統疾病，如坐骨神經痛、腰骶神經根炎、小兒麻痺後遺症；其他，如便秘、尿瀦留、臀部炎症等。

## ▶飛揚穴——保健腎臟找飛揚

人體五臟六腑應悉心照料，才能保證它們的健康，

人體各組織器官才能相安無事，我們才能活得輕鬆快活、長長久久。飛揚穴是足太陽膀胱經的絡穴，也就是說，膀胱經在該穴位處發出分支聯絡腎臟。按揉該穴位，可以同時保健腎臟和膀胱兩個臟腑。飛揚穴大約位於小腿正中間稍偏外下方處，按之能使人揚步似飛。按揉飛揚穴，不但能治療腰腿疾病，還能治療頭痛、目眩等疾病。

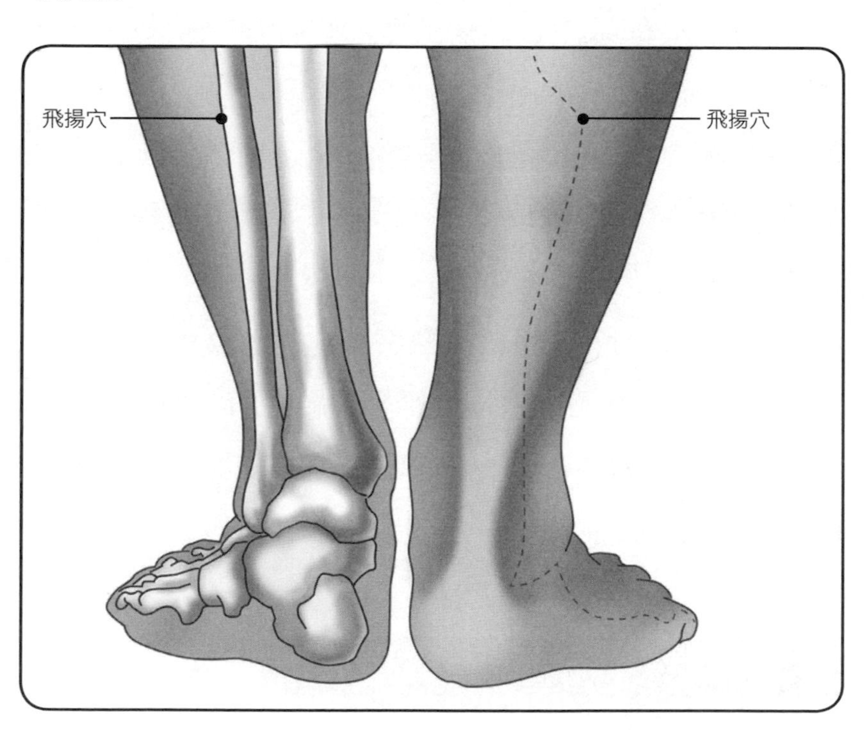

## 1穴位概述

該穴出自《靈樞．經脈》的「足太陽根於至陰，溜於京骨，注於崑崙，入於天柱、飛揚也」。該穴為足太陽膀胱經之絡穴，具有清熱安神、舒筋活絡的功效。

## 2穴名釋義

飛，指穴內物質為天部之氣也。揚，指穴內物質揚而上行也。飛揚穴名意指膀胱經氣血在此吸熱上行。本穴物質為膀胱經跗陽至至陰各穴吸熱上行的水濕之氣，在本穴的變化為進一步的吸熱蒸升，故名飛揚。

## 3標準定位

在小腿後面，當外踝後，崑崙穴直上 7 寸，承山穴外下方 1 寸處。

## 4快速取穴

(1)正坐垂足或俯臥位，小腿後面，崑崙穴直上 7 寸，承山穴外下一橫指，按之痠痛明顯處即為本穴。

(2)正坐垂足或俯臥位，小腿後面，膕橫紋中點與外踝尖連線的中點，再向下方外側量 1 寸處，可觸及一凹陷處，按壓有痠脹感即為本穴。

## 5操作方法

被施術者俯臥位，施術者用大拇指指腹點揉飛揚穴。點揉的力度要均勻、柔和、滲透，使力量達到深層局部組織，以有痠痛感為佳。早晚各一次，每次點揉3～5 分鐘，兩側飛揚穴交替點揉。

## 6主治功效

(1)足太陽膀胱經主表，本穴屬足太陽膀胱經，具有清熱祛風、疏散解表之功效，主治頭痛、目眩、鼻塞、外感發熱、鼻出血等。

(2)本穴具有舒筋活絡、強腰脊、止痺痛之功效，主治腰背痛、腿軟無力等。

(3)本穴還具有化痰開竅、安神定志之功效，用於治療癲癇等。

(4)現代常應用此穴治療風濕性關節炎、坐骨神經痛、下肢癱瘓、膀胱炎、痔疾等。

## ▶丘墟穴——胸滿脅痛找丘墟

膽經行走於身體的外側面，當身體的外側面發生疾病時，大多是由於膽經發生了異常變動所致。在我們腳踝外側前下方凹陷處便是膽經的原穴——丘墟穴。每個經的原穴都可以治療該經或是該經所對應的臟腑所發生的病變。凡是身體的一側出現疾病，比如偏頭痛、目赤腫痛、頸項痛、腋窩下腫、胸滿脅痛、外踝腫痛等，都可以選丘墟穴來進行治療。平常按揉該穴，還能預防膽囊炎、膽結石、膽絞痛等膽囊疾病。

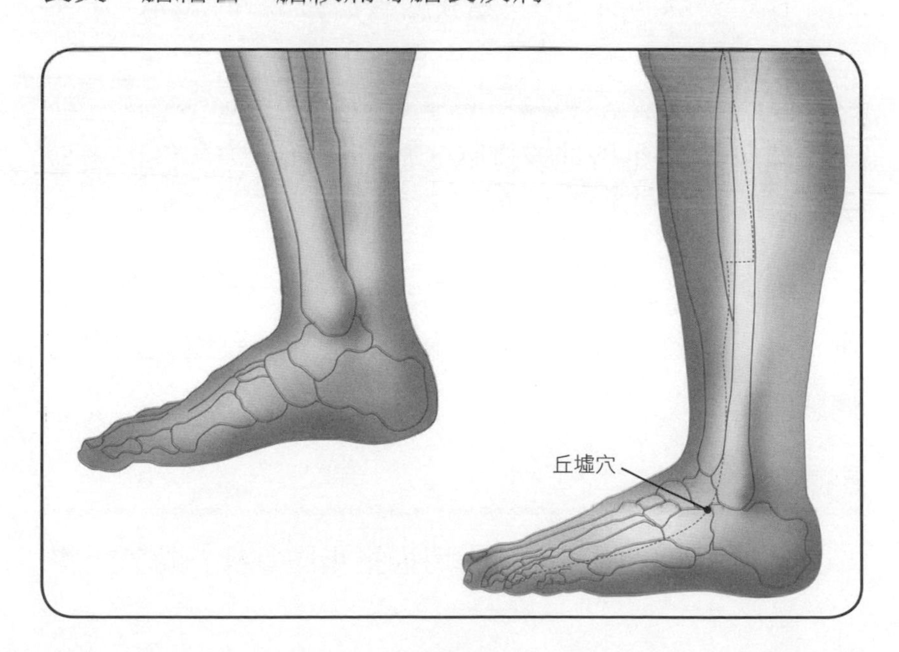

## 1穴位概述

該穴出自《靈樞・本輸》的「過於丘墟」。該穴為足少陽膽經之原穴，具有健脾利濕、泄熱退黃、舒筋活絡的功效。

## 2穴名釋義

丘，指土丘；墟，丘之大者。丘墟，意喻足外踝。該穴當外踝前下方，故而得名。

## 3標準定位

在足外踝的前下方，當趾長伸肌腱的外側凹陷中。

## 4快速取穴

(1)正坐垂足著地或側臥，於外踝前下方，凹陷處取穴。

(2)側坐，先取外踝，過外踝前緣做一豎直切線，再過外踝下緣做一水平切線，兩條切線的交點處，按壓有痛感即為本穴。

## 5操作方法

坐位屈膝，腰部前傾，用拇指指腹點揉丘墟穴。點揉時，力度要均勻、柔和、滲透，不能在皮膚表面形成摩擦。每天早晚各一次，每次2～3分鐘，兩側丘墟穴同時或交替點揉。

## 6主治功效

(1)本穴為足少陽膽經之原穴，具有疏肝利膽、理氣解鬱、清熱化濕、消腫止痛之功效，主治胸脅痛、腋下腫、疝氣等。

(2)本穴有舒筋活絡、祛風濕、利關節、止痺痛之功效，主治頸項痛、下肢痿痺、外踝腫痛、中風偏癱等。

(3)肝開竅於目，與膽相表裡，本穴為膽經原穴，具有疏散少陽風熱、清肝明目之功效，主治目赤腫痛、目生翳膜等。

(4)本穴具有和解少陽、祛邪截瘧之功效，用於治療瘧疾等。

(5)現代常應用此穴治療運動系統疾病，如膝關節及周圍軟組織疾病、坐骨神經痛、下肢癱瘓、肩周炎、落枕、腰扭傷；消化系統疾病，如肝炎、膽結石、膽絞痛、膽道蛔蟲症、膽囊炎、習慣性便秘；皮膚病，如濕疹、風疹、蕁麻疹等；其他，如高血壓病、血管性頭

痛、神經性耳聾、遺尿、尿瀦留、痔瘡等。

## ▶腰陽關穴——保健腰腿找腰陽關

「人老先老腿」，很多人一上年紀，就容易出現腰腿疼痛的現象。尤其出現腿疼時，不能一味地只考慮腿的問題，因為很多腿痛的病根在腰部。比如說，腰椎間盤突出壓迫坐骨神經時，就會出現腰痛連及腿痛的症狀。這時應當查明病因，予以正確的治療。通常情況下，下腰部正中線與兩側骶骨最高點連線的交點處為腰陽關穴，對於這種腰腿痛有比較好的療效。對該穴施以適當的按摩治療，不僅能夠治療腰骶疼痛、下肢痿痺，而且對於月經不調、赤白帶下等婦科病，以及遺精、

陽痿等男科疾病也有不錯的療效，同時該穴也能對以上疾病產生預防作用，是常用的保健穴。

### 1穴位概述

該穴出自《素問·氣府論》的「十六椎下有陽關」。後世稱該穴為腰陽關。該穴屬督脈，具有祛寒除濕、舒筋活絡之功效。

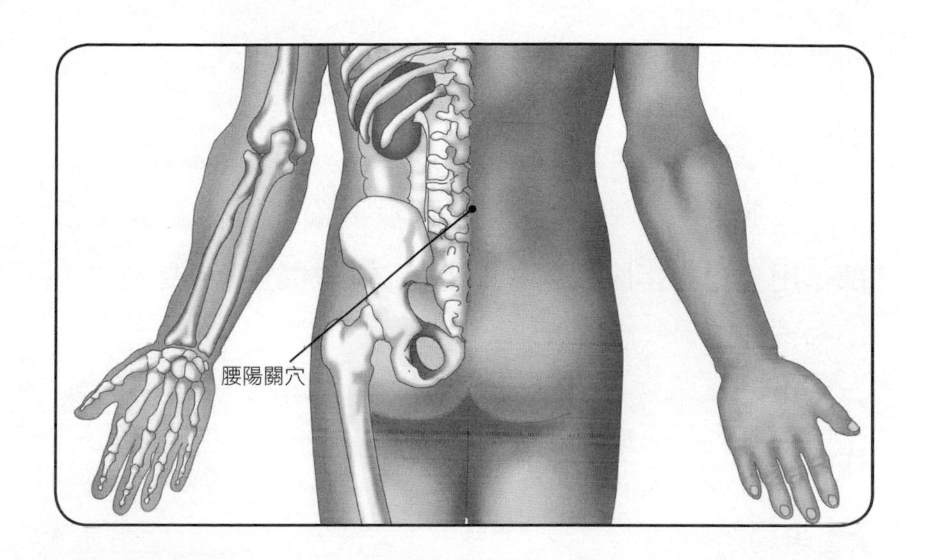


## 2穴名釋義

本穴位於第 4 腰椎棘突下，穴屬督脈，督為陽脈之海，關乎一身陽氣，因喻穴為陽氣之關要處，故名腰陽關。

## 3標準定位

在腰部，下腰部正中線，第 4 腰椎棘突下。

## 4快速取穴

俯臥位，先按取骨盆兩側最高點，兩最高點連線與背部正中線交點處即為第 4 腰椎棘突，棘突下方凹陷處

即是本穴。

## 5操作方法

被施術者俯臥位，施術者兩手置於被施術者後腰部，用大拇指指腹按揉腰陽關穴。按揉的手法要均勻、柔和、滲透，以局部痠脹為佳。

早晚各一次，每次按揉 3～5 分鐘，兩手交替操作。

## 6主治功效

(1)本穴屬督脈，位居腰部，具有溫腎壯陽、強筋壯骨、利關節、止痺痛之功效，用以治療腰骶痛、下肢痿痺等。

(2)本穴在命門下方，為元陰元陽之會所，具有補腎氣、益精血、陰陽雙補之功效，主治遺精、陽痿、月經不調等。

(3)現代常應用此穴治療運動系統疾病，如腰骶部疼痛、坐骨神經痛、脊柱炎、膝關節炎等；其他，如慢性腸炎、痢疾等。

# ▶關元穴——對付閃腰按關元

閃腰者越來越多，而且不僅限於中、老年人，連年輕人也很多，這是由於交通工具發達，運動不足所致。如果劇烈動作後，腰部突然痛得無法動彈，這就是閃腰。

閃腰雖然是個小症狀，但是疏忽的話，會使疼痛更甚，有時連身體也無法動彈。「腰」字由「月」和「要」構成。「月」即是「肉」，所以「腰」即是肉體的重要之處。腰椎對人體有很大的影響，因此，閃腰或是腰痛這種腰部疾病的痛苦，旁觀者無法瞭解，只有當事者知道。對付閃腰，不妨試試按摩關元穴。

## 1穴位概述

該穴出自《靈樞．寒熱》。該穴屬任脈，為小腸之募穴，是足三陰、任脈之交會穴。該穴具有培元固本、補益下焦之功效。

## 2穴名釋義

關，有閉藏之意；元，指元陰元陽之氣。本穴內應胞宮精室，為元陰元陽閉藏處，故名關元。

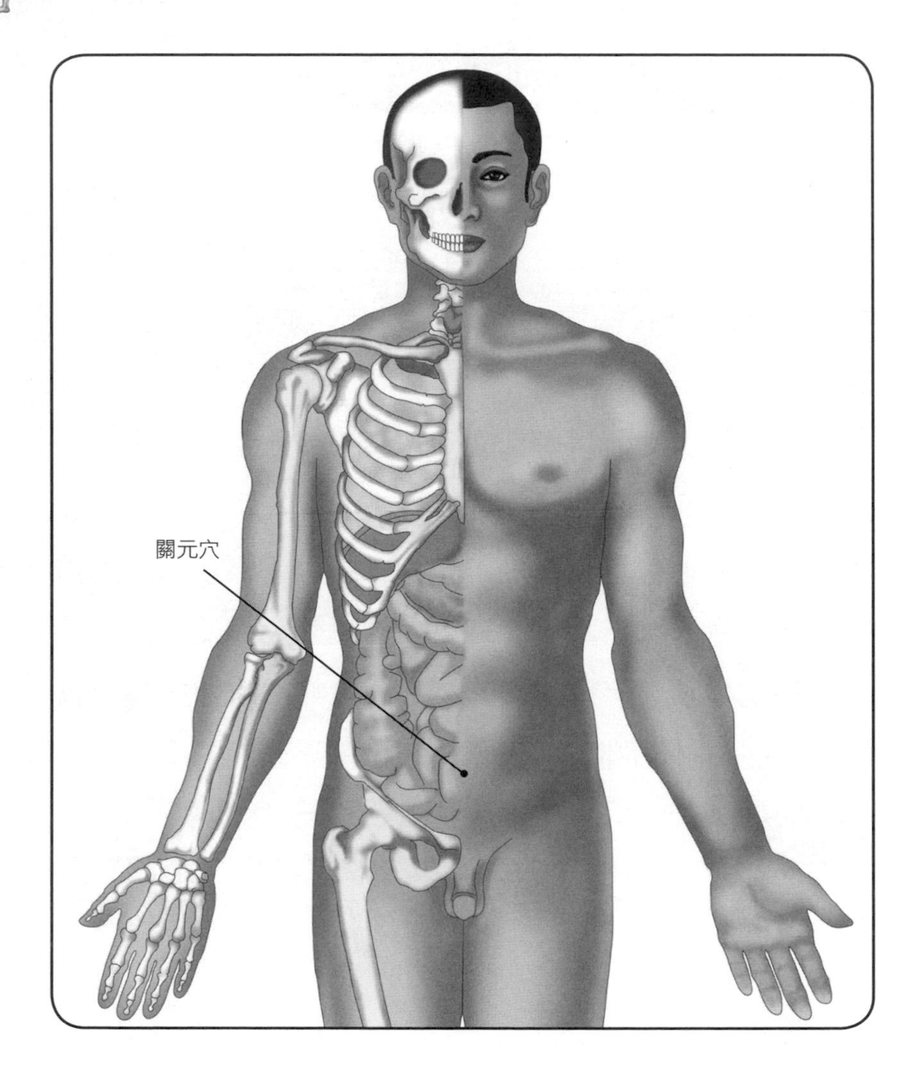


## 3標準定位

腹正中線上，臍下 3 寸。

### 4快速取穴

(1)仰臥位，將恥骨聯合上緣的中點和肚臍連線五等分，由下向上2/5 處，按壓有痠脹感即為本穴。

(2)仰臥位，從肚臍向下量 3 寸處，按壓有痠脹感即為本穴。操作方法取仰臥位，用拇指用力按壓關元穴 30 次，力度以感到痠脹為宜。

### 5主治功效

(1)本穴主要用於泌尿、生殖及腸胃疾患。如臍腹絞痛、癥瘕臌脹、小腹脹滿、小便赤澀、遺尿、癃閉、水腫、遺精、陽痿、早洩、月經不調、崩漏、赤白帶下、陰挺、陰癢、胞衣不下、產後惡露不盡、腹痛泄瀉、痢疾脫肛等。

(2)現代常應用此穴治療休克、細菌性痢疾、胃腸炎、尿路感染、腎炎、盆腔炎、睾丸炎、神經衰弱、高血壓等。

## ▶犢鼻穴——膝關節痛找犢鼻

膝關節是全身最容易受風寒侵襲的部位，因為在膝

關節周圍有幾個直通向膝關節內部的孔隙。在寒冷的冬季，下身穿的衣服薄了；或者在炎熱的夏季，下肢對著風扇或空調吹得時間長了，一般身體最先表現出不舒服的地方都是膝關節。年輕時會出現膝關節炎，上了年紀

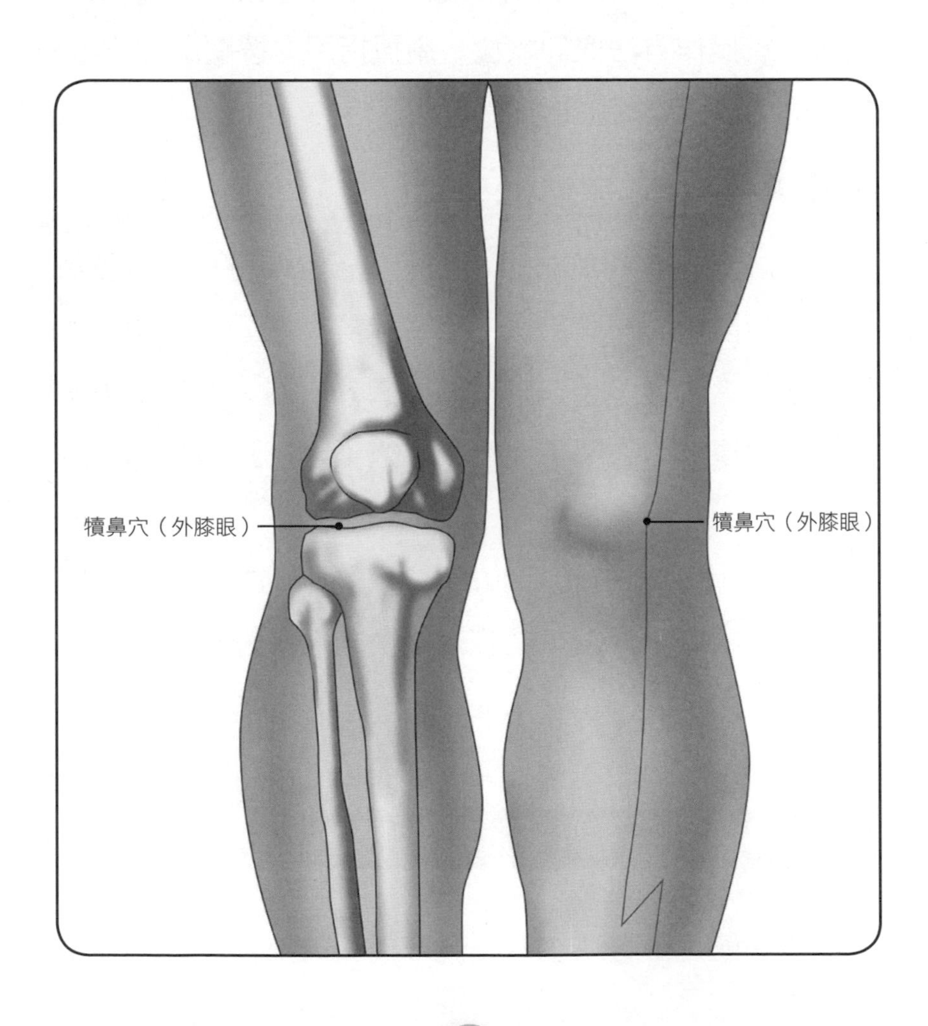

以後，隨著人體功能和結構的退化，容易出現退行性骨關節炎。所以，平常一定要注意保護膝蓋，膝蓋保護好了，就相當於關閉了風寒等外邪侵入人體的門戶。在膝蓋下方外側凹陷處有個穴位叫做犢鼻穴，又叫外膝眼，是膝關節病變的敏感反應點和特效治療部位。經常按摩外膝眼，可以預防下肢、膝關節病變引起的膝痛、屈伸不利、下肢痲痺等症狀，是日常的保健穴，對膝關節的各種疾患有特效。

## 1穴位概述

該穴出自《靈樞．本輸》的「刺犢鼻者，屈不能伸」。該穴屬足陽明胃經，具有通經活絡、疏風散寒、理氣消腫止痛的功效。

## 2穴名釋義

犢，牛子也，即小牛。穴在髕韌帶外側凹陷中，猶如牛犢鼻孔，故名。

## 3標準定位

屈膝，在髕骨下緣，髕韌帶外側凹陷中。

## 4快速取穴

(1)坐位，屈膝呈 135°角，在髕骨下緣，髕韌帶外側的凹陷中，按之痠痛感明顯即為犢鼻穴。

(2)側坐，屈膝呈 135°角，下肢用力蹬直時，在膝蓋外側可見一凹陷處，按壓有痠脹感即為本穴。

## 5操作方法

端坐屈膝，雙手掌心置於膝蓋外側，中指內扣，分別點揉雙腿的犢鼻穴。點揉的力度要達到深層組織，但不可用蠻力，以免傷及膝蓋。每天早晚各一次，每次 2～3 分鐘，雙側同時點揉。

## 6主治功效

(1)本穴歸足陽明胃經，位居膝關節部，具有祛風除濕、通經散寒、疏利關節、除痺止痛之功效，是治療膝關節病的常用穴，主治膝關節痛、屈伸不利、腳氣等。《靈光賦》曰：「犢鼻治療風邪疼。」

(2)現代常應用此穴治療運動系統疾病，如膝關節炎、膝部神經痛或麻木、下肢癱瘓、足跟痛等。

## ▶條口穴——小腿諸疾取條口

年輕人大都不注意腿部的保暖，還有些女性出於愛美之心，不喜歡在冬天穿得太臃腫，導致腿部受了風寒或風濕，從而出現腿部痠疼的症狀，嚴重者可出現行走困難。對於這種情況，要多點揉小腿外側中間的條口穴，該穴有疏經活血的作用。腿部經絡氣血暢通，腿部

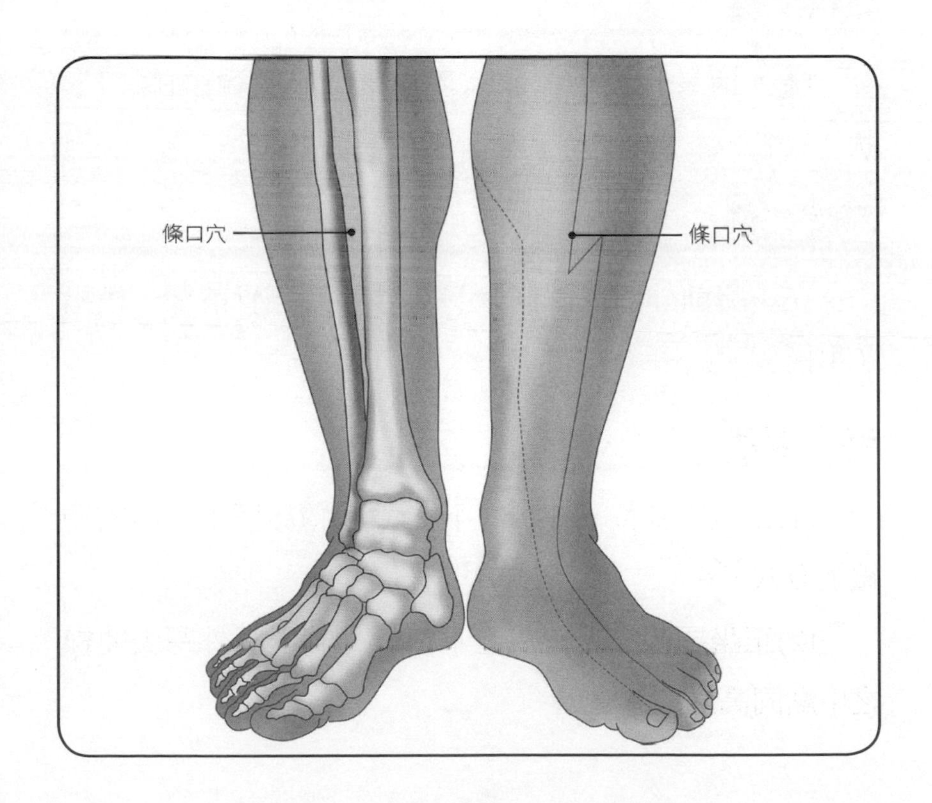

的各種不舒服的感覺也就自然得以緩解。條口穴對於下肢痿痺、轉筋以及脘腹疼痛都有較好的療效。

### 1穴位概述

該穴出自《針灸甲乙經》的「脛痛，足緩失履，濕痺，足下熱，不能久立，條口主之」。該穴屬足陽明胃經，具有舒筋活絡、理氣和中的功效。

### 1穴名釋義

條，指長條之形。該穴處肌肉凹陷，猶如條口形狀，故名。

### 2標準定位

在小腿前外側，當犢鼻下 8 寸，距脛骨前緣一橫指（中指）。

### 3快速取穴

(1)正坐屈膝位，在犢鼻下 8 寸，犢鼻與下巨虛的連線上取穴。

(2)正坐屈膝，足三里直下，於外膝眼與外踝尖連線之中點同高處取穴。

## 4操作方法

坐位微屈膝，腰部前傾，用拇指指腹點揉一側條口穴。點揉時，將拇指指腹按壓在條口穴上，腳上下伸動就可以，力度要均勻、柔和、滲透。每天早晚各一次，每次 2～3 分鐘，兩側條口穴同時或交替進行點揉。

## 5主治功效

(1)本穴有祛風濕、散風寒、通經絡、止痺痛之功效，用以治療小腿冷痛、麻痺、跗腫、轉筋、肩背痛等症。

(2)本穴歸足陽明胃經，有和胃、理氣、止痛之功效，用於治療脘腹疼痛等。

(3)現代臨床常應用此穴治療運動系統疾病，如膝關節炎、下肢癱瘓；其他，如胃痙攣、腸炎、扁桃腺炎等。

(4)條口穴可以防治腦中風。該穴通經絡的能力非常強，如果有手麻、胳膊麻、胳膊肘痛等症狀，一定要多揉一揉條口穴。此穴治療食指痛也有效。

## ▶崑崙穴——腳踝損傷按崑崙

人在運動過程中，如行走、奔跑，或下坡、下樓時，足部突然內翻或外翻、旋轉，重力失衡就會導致拐腳。拐腳很多時候都發生在腳的外側，剛拐到時很快就會腫起來，有時鼓得像個饅頭似的。出現了這種情況，我們總不能坐以待斃吧。因為每天走路都要用腳啊，如果不趕緊治好，每天該有多痛苦啊！現在，中醫學教給您一個穴位——崑崙穴，按摩該穴可以慢慢地解決這一症狀。該穴位於腳踝外側高骨尖端後方的凹陷處，適度用力按揉這個穴位，可以促進腳部的康復，緩解疼痛。

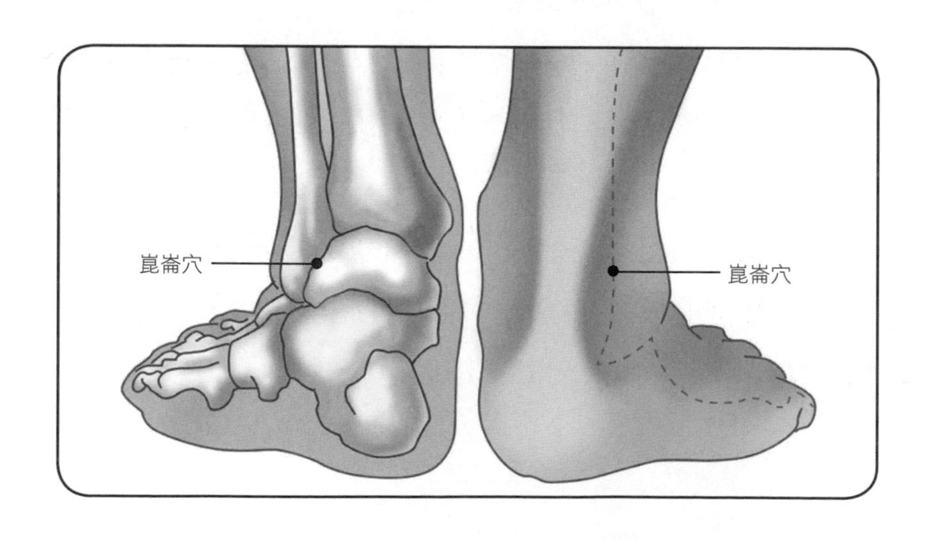

長期堅持按揉，還能使我們的腳踝強壯有力，避免損傷。

## 1穴位概述

該穴出自《靈樞·本輸》的「行於崑崙，崑崙在外踝之後，跟骨之上，為經」。該穴屬足太陽膀胱經，五輸穴之一，本經經穴，五行屬火。該穴具有安神清熱、舒筋活絡的功效。

## 2穴名釋義

崑崙，原為山名，喻外踝骨突起伏如崑崙，該穴在外踝骨高點之後方，故名。

## 3標準定位

在足部外踝後方，當外踝與跟腱之間的凹陷中。

## 4快速取穴

側坐，在外踝尖與跟腱之間的凹陷中，按之痠痛明顯處即是本穴。

## 5操作方法

被施術者俯臥位，施術者用大拇指指腹點揉崑崙穴。點揉的力度要均勻、柔和、滲透，使力量達到深層局部組織，以有痠痛感為佳。早晚各一次，每次點揉3～5分鐘，兩側崑崙穴交替點揉。

## 6主治功效

(1)本穴為足太陽膀胱經的經火穴，太陽主表，故本穴具有疏散風熱、清頭目、開鼻竅之功效，主治頭痛、目眩、鼻出血等。

(2)本穴位居足跟，具有舒筋活絡、通利關節、祛風除濕、散寒止痛之功效，主治項強、肩背拘急、腰痛、腳跟痛等。

(3)本穴可治療難產、小兒癇症、瘧疾等。

(4)現代常應用此穴治療運動系統疾病，如膝關節炎、膝關節周圍軟組織疾病、踝關節扭傷、下肢癱瘓；神經系統疾病，如坐骨神經痛、神經性頭痛；其他，如內耳性眩暈、高血壓、甲狀腺腫大、腳氣、佝僂病、胎盤滯留、痔瘡出血等。

## ▶解溪穴——保護踝關節找解溪

運動過於劇烈，跑跳時不慎或者受到外力撞擊，常可導致踝關節扭傷。自從人類進化為直立行走以後，我們的雙腳就擔負起全身重量的繁重任務，加之踝關節的活動度比較大，因此，很容易受傷。當踝關節受傷時，有什麼辦法可以緩解疼痛呢？在踝關節背側有一個大的凹陷處，是足陽明胃經的經穴——解溪穴，當踝關節扭傷時，按揉這個穴位，大都能起到立竿見影的緩解效果。另外，此穴對於下肢痿痺、足下垂等下肢、踝關節疾患有特效，加之該穴又是胃經的穴位，還能緩解腹脹、便秘。

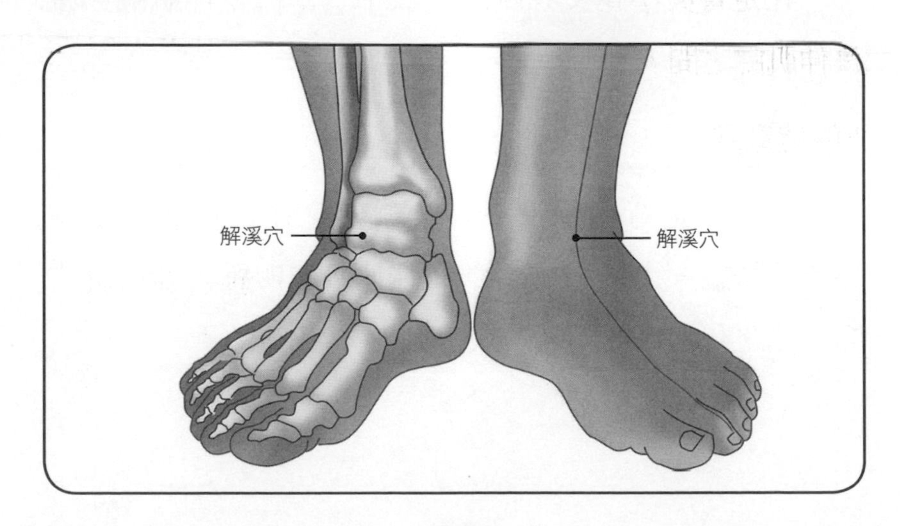

## 1穴位概述

該穴出自《靈樞・本輸》的「行於解溪」。該穴為足陽明胃經之經穴，具有舒筋活絡、清胃化痰、鎮驚安神的功效。

解溪穴 解溪穴

## 2穴名釋義

該穴在足踝部，當繫解鞋帶之處。該穴處兩筋（趾長伸肌腱與長伸肌腱）之間凹陷如溪谷之狀，故名解溪。

## 3標準定位

在足背與小腿交界處的橫紋中，當拇長伸肌腱與趾長伸肌腱之間。

## 4快速取穴

正坐，足背屈，與外踝尖齊平，在足背與小腿交界處的橫紋中央凹陷處，當拇長伸肌腱與趾長伸肌腱之間，按之有痠脹感即為本穴。

## 5操作方法

取坐位，俯身，雙手拇指分別按壓同側腳背上的解溪穴。每天早晚各一次，每次 2～3 分鐘。

## 6主治功效

(1)本穴為足陽明胃經之火穴，是經氣所行之處，具有泄胃火、清頭目、通絡止痛之功效，主治頭痛、眩暈、眉骨痛、頭面水腫、目赤等。《針灸大成》載：「本穴治頭風、面赤、目赤、眉棱骨痛不可忍。」

(2)本穴有祛風除濕、通利關節、舒經活絡之功效，用於治療下肢痿痺等。

(3)脾胃主運化水濕，本穴歸於胃經，具有健脾和胃、祛濕化痰、醒腦之功效，用於治療癲疾等。

(4)現代常應用此穴治療神經系統疾病，如癲癇、精神病、腓神經麻痺；運動系統疾病，如踝關節周圍組織扭傷、足下垂；消化系統疾病，如胃炎、腸炎；其他，如高血壓等。

## ▶腎俞穴——腰疼多按腎俞穴

腰膝酸軟、腰涼怕冷、腰痛僵硬等腰部問題困擾著很多中老年朋友。如今，隨著生活節奏的加快、工作壓力的增大，加之穿著保養不當等因素，腰部問題有向中青年人群擴散之趨勢。除泌尿系統及婦科疾患外，常見的腰部疾病有腰肌勞損、腰椎間盤突出症、強直性脊柱炎等。這幾類疾病均可見腰部不適，如腰部僵直、俯仰困難、腰部痠痛、腰涼怕冷等症狀。傳統中醫認為，腰為腎之府，且足少陰腎經、督脈均經過腰部。因此，腰部病變與這兩經的關係較為密切。中醫理論認為，腰部病變的主要病機不外乎風、寒、濕阻滯經脈，引起氣血運行受阻，或因外傷損傷經脈，導致氣血運行障礙所致，所謂「不通則痛」；或先天稟賦不足、

年老腎衰、久病、房勞傷腎引起腎氣不足，經脈失養所致，所謂「不榮則痛」。

要緩解腰部痠軟、發涼怕冷、活動受限等症，除積極治療外，均可以透過自我按摩穴位進行輔助治療。常用穴位為腎俞穴。

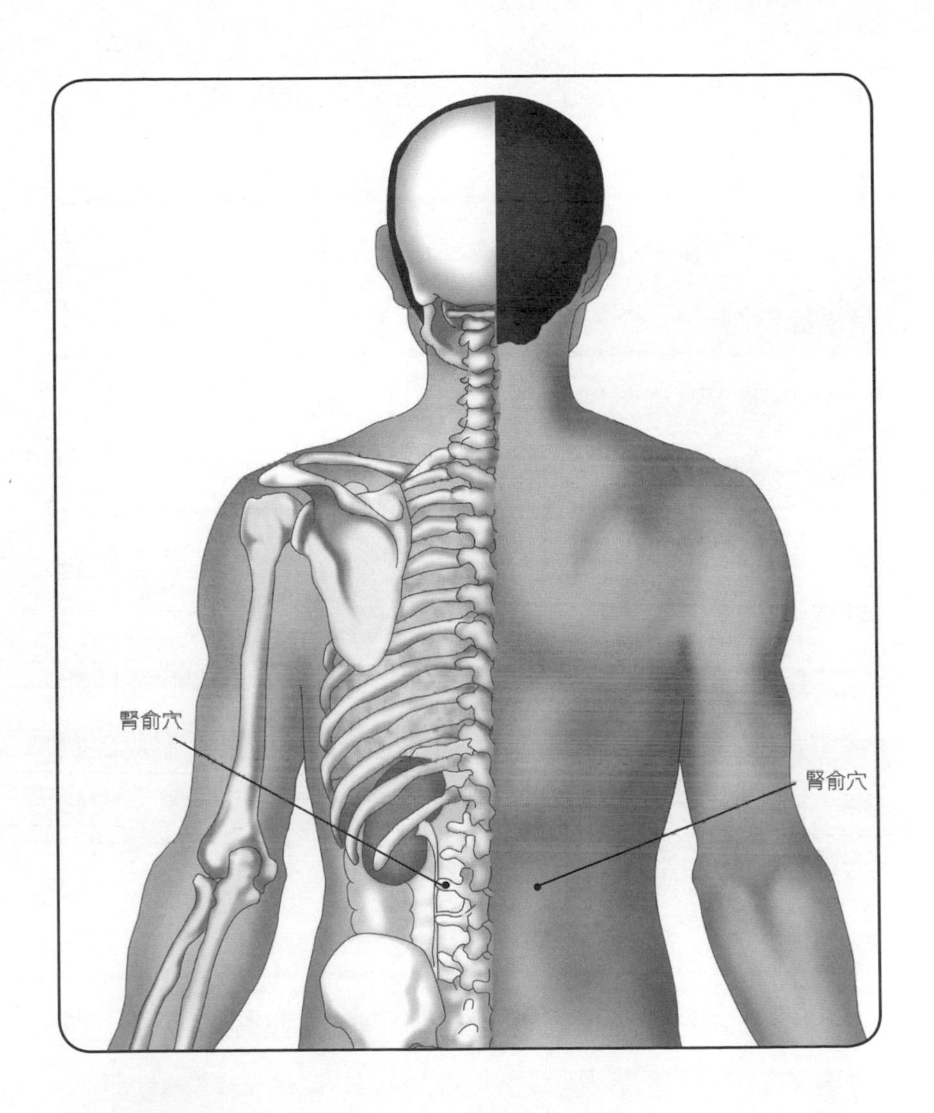


## 1 穴位概述

該穴出自《靈樞・背腧》。該穴屬足太陽膀胱經，腎之背俞穴，具有益腎助陽、強腰利水的功效。

## 2穴名釋義

本穴與腎臟相應，而為之癒，故名。

## 3標準定位

在第 2 腰椎棘突下，旁開 1.5 寸處。

## 4快速取穴

(1)俯臥姿勢，腎俞穴位於人體的腰部，當第 2 腰椎棘突下，左、右二指寬處。

(2)坐位，兩髂前上棘最高點的水平連線與脊柱相交所在的椎體為第 4 腰椎，向上數兩個椎體即為第 2 腰椎，由此引一垂線，再從肩胛骨內側緣引一垂線，兩條垂線之間的中點處，按壓有痠脹感即為本穴。

## 5操作方法

將雙手手心搓熱，並迅速將掌心貼在腎俞穴處，感覺溫熱感向身體深處滲透。然後，由腎俞向臀部快速擦動，頻率保持在 80～100 次 / 分，持續 3～5 分鐘。

## 6主治功效

按摩該穴可治療以下病症：

(1)泌尿生殖系統疾病：腎炎，腎絞痛，遺尿，尿路感染，陽痿，早洩，遺精，精液缺乏等。

(2)外科疾病：腎下垂，膀胱肌麻痺及痙攣，胃出血，腸出血，痔瘡，肝大等。

(3)其他：月經不調，白帶，腎虛，腰痛，哮喘，耳聾，貧血，肋間神經痛，腦血管病後遺症等。

國家圖書館出版品預行編目(CIP)資料

人體63個特效止痛穴位 / 李春深編著. -- 初版. -- 臺北市 : 華志文化, 2019.06
面； 公分. -- (醫學健康館 ; 19)
ISBN 978-986-97460-3-8(平裝)

1. 穴位療法 2.按摩 3. 中醫理論

413.915 108006241

華志文化事業有限公司
系列／醫學健康館19
書名／人體63個特效止痛穴位

編者 李春深醫師
執行編輯 簡煜哲
美術編輯 楊雅婷
封面設計 王志強
文字校對 陳欣欣
企劃執行 張淑貞
總編輯 黃志中
社長 楊凱翔
出版者 華志文化事業有限公司
電子信箱 huachihbook@yahoo.com.tw
地址 116 台北市文山區興隆路四段九十六巷三弄六號四樓
電話 0937075060
印製排版 辰皓國際出版製作有限公司

總經銷商 旭昇圖書有限公司
地址 235 新北市中和區中山路二段三五二號二樓
電話 02-22451480
傳真 02-22451479
郵政劃撥 戶名：旭昇圖書有限公司（帳號：12935041）

出版日期 西元二〇一九年六月初版第一刷
書號 C219

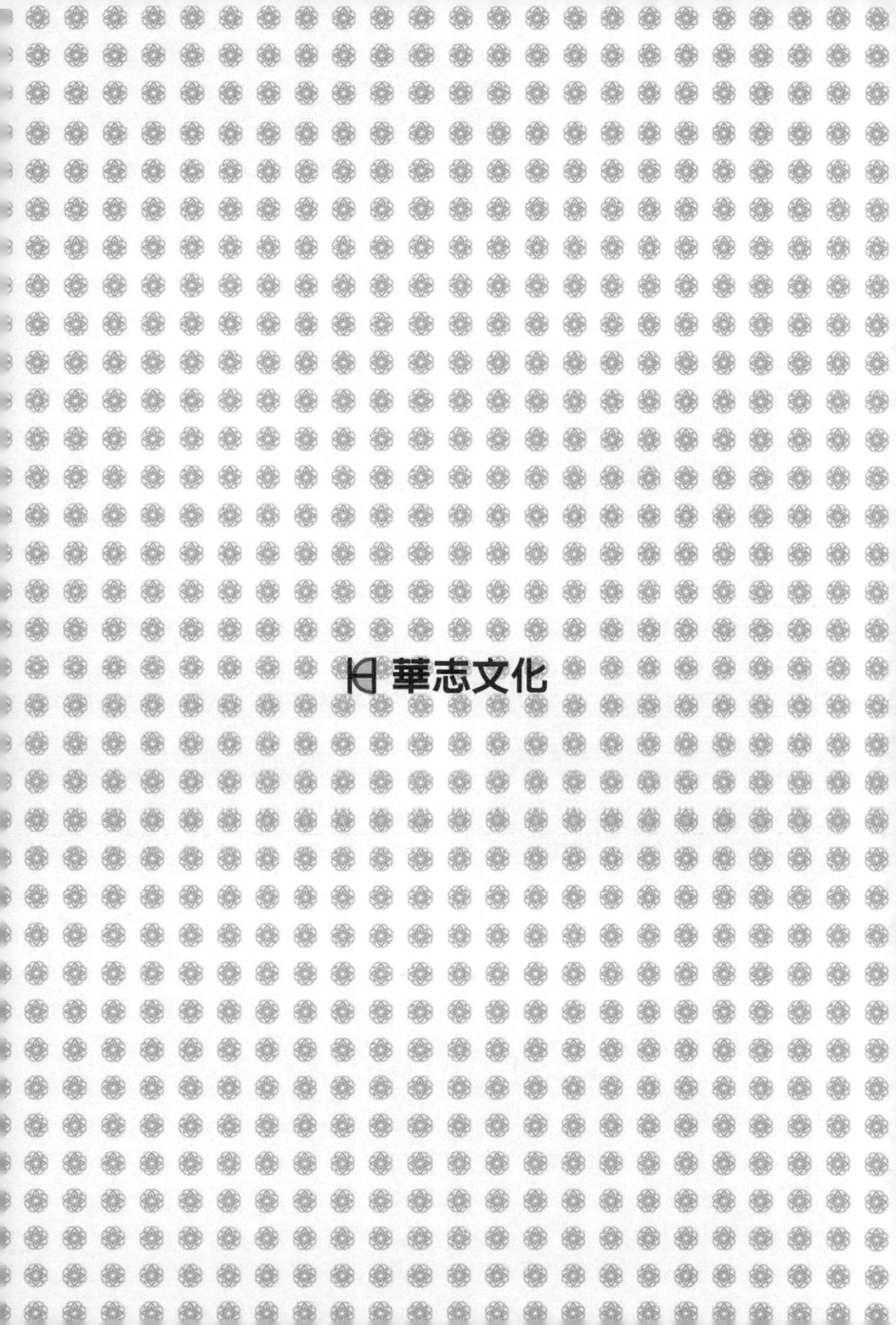
華志文化

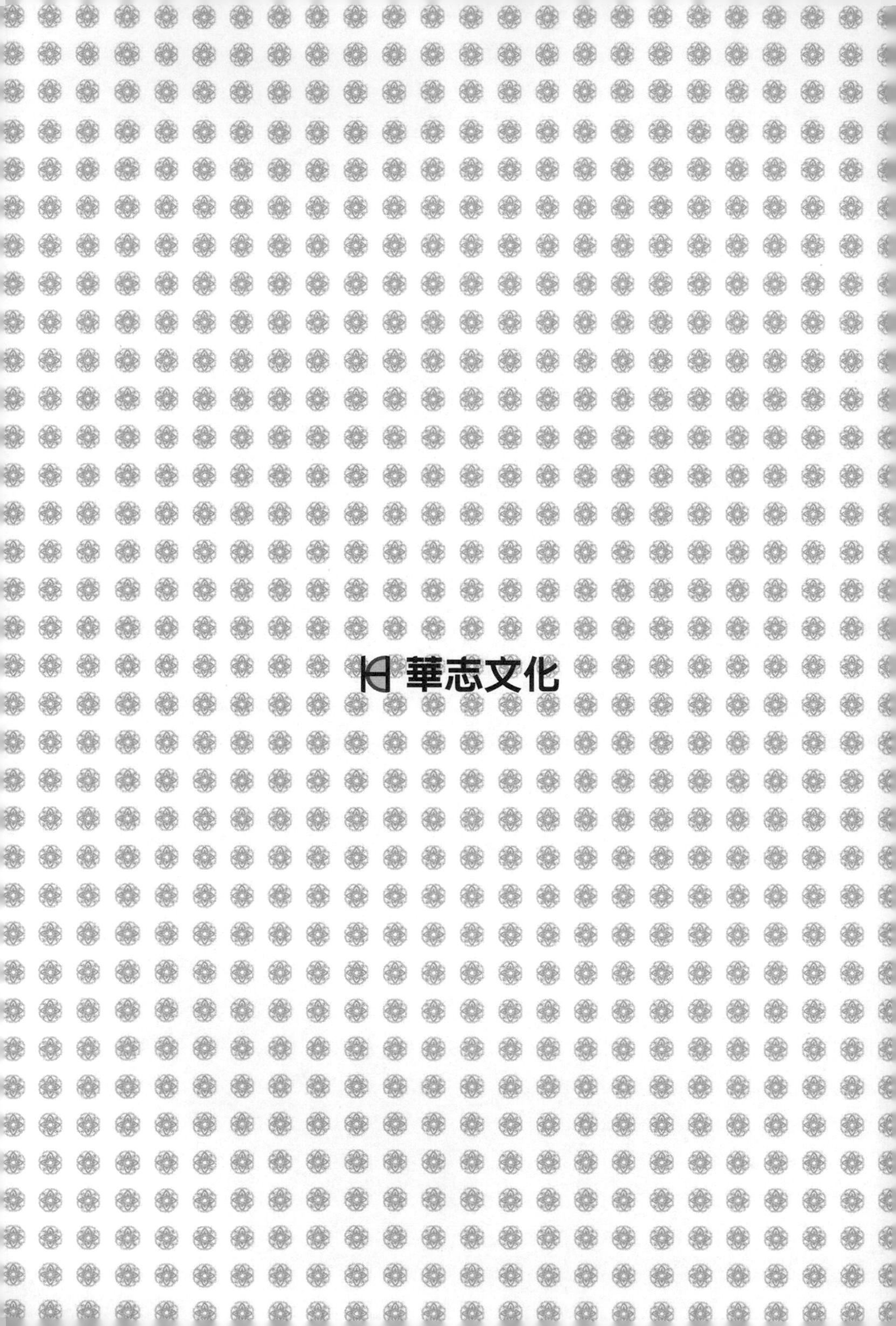
華志文化

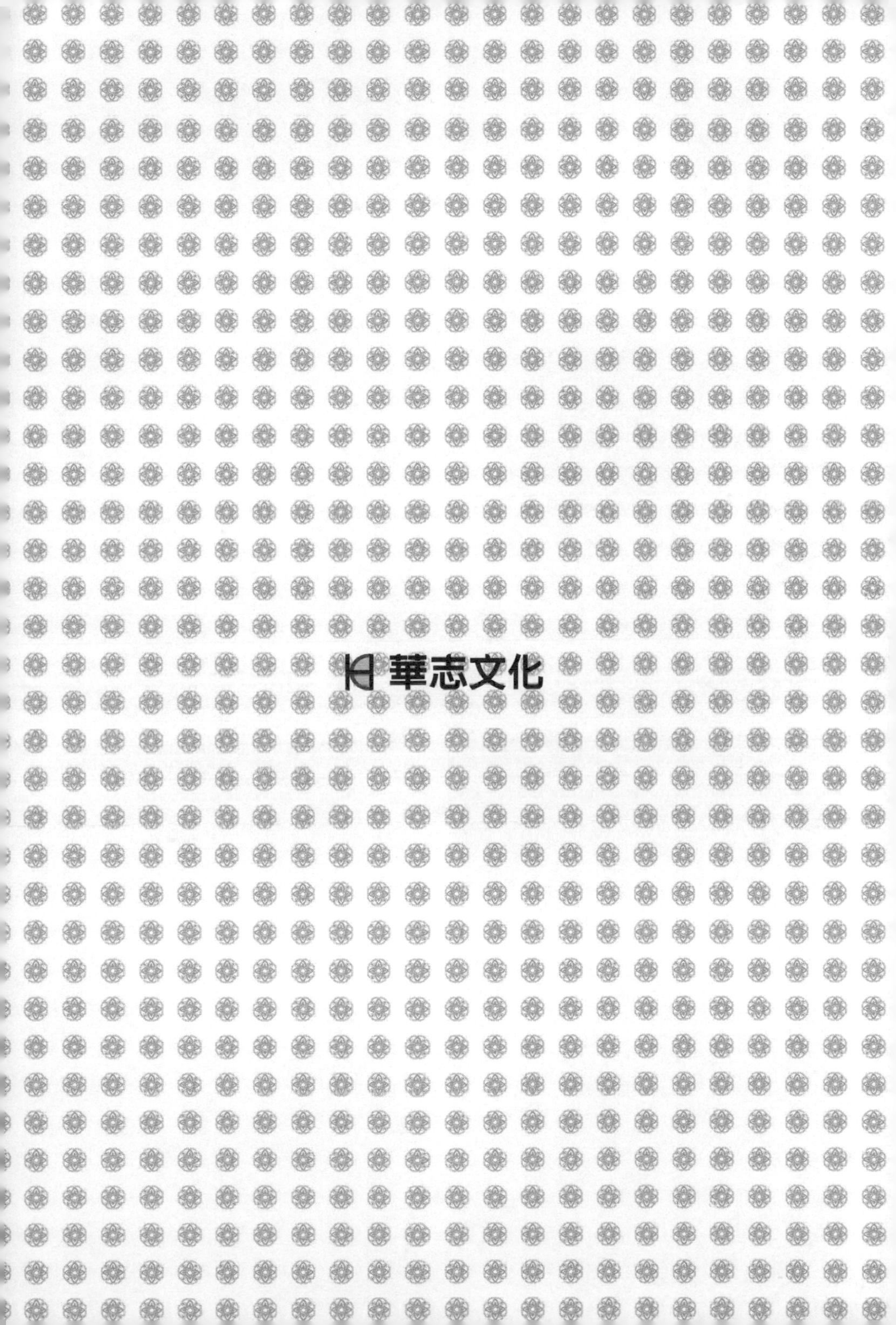
華志文化

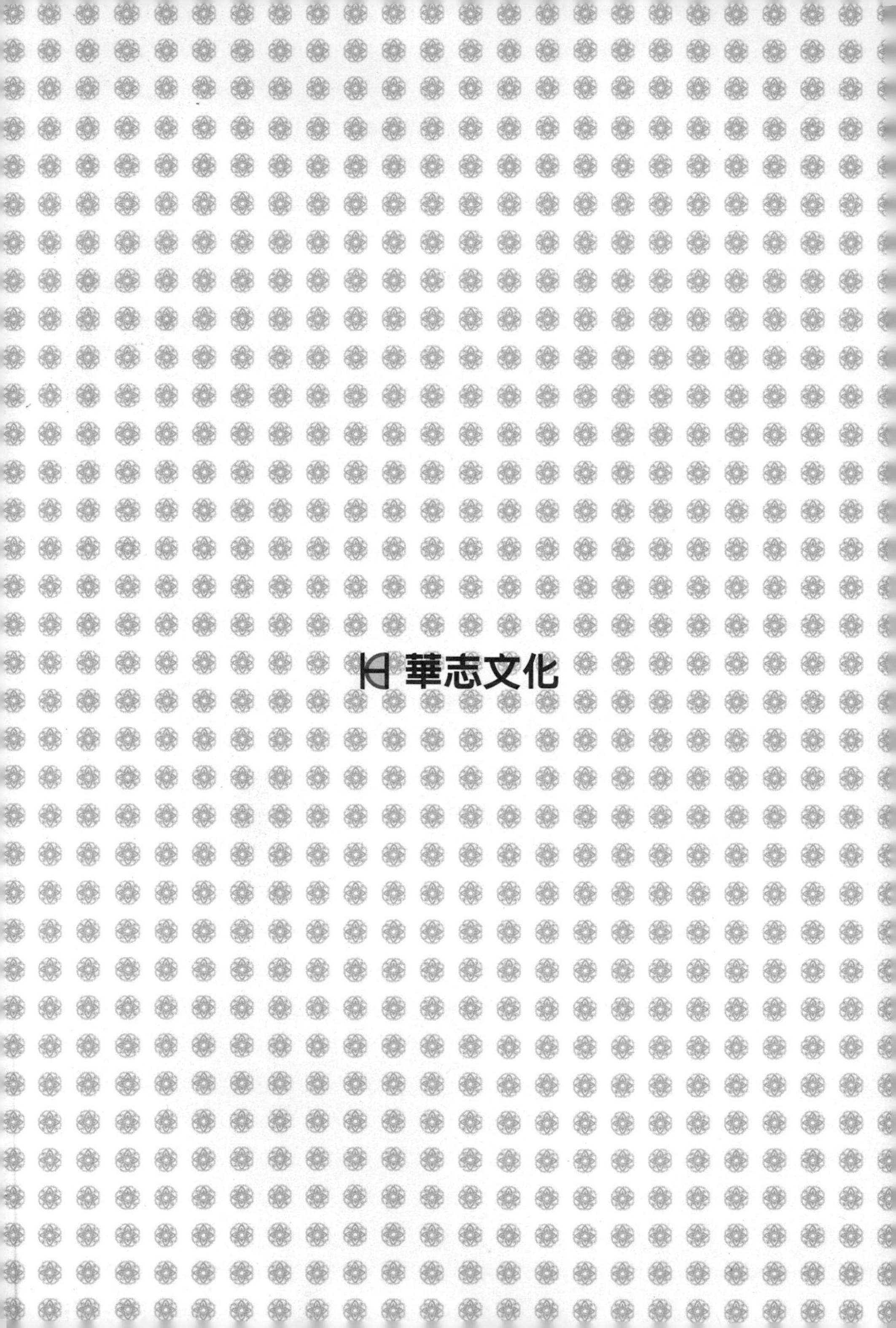
華志文化